這本書是一份窩心禮物，

願你美夢成真──睡得好、睡得夠、睡得甜……

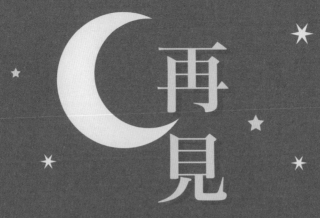

再見！睡不好

遠離失眠，
從紓緩身心壓力開始。

清單編輯部 編著

萬里機構

前言
回歸本能

　　我們的生活過得越來越好了，但睡覺的時間卻變得越來越少。和二十世紀五十年代相比，都市人的睡眠時間平均減少了 1 至 2 個小時。

　　大家花錢買「好覺」，昂貴的乳膠床褥、能模擬日出的喚醒燈，還有睡眠噴霧、褪黑激素的保健品，甚至是喝了就能產生倦意的「睡眠水」……只要和助眠有關的產品就受人追捧。此外，大家還花錢買清醒，含咖啡因、尼古丁的食品層出不窮。

　　我們「清單編輯部」編寫這本書的目的特別單純，就是希望能幫你睡個好覺。無論是睡不着、睡不醒，還是有拖延症、打鼻鼾症等；看過這書，你或許能找到導致自己睡眠障礙的真正原因，並發現值得體驗的解決方法。

　　我先生以前是個入睡「困難戶」，每天必須聽音樂才能入睡，只有輕鬆、好玩的節奏才能讓他的大腦從緊張的思維中暫時解脫出來。後來，我和他一起學習正念，練習呼吸、練習覺知「當下」，去感受甚麼壓力讓他不願意去接受和面對。從腹式呼吸、身體掃描到冥想練習，他逐漸能自主地把注意力從思維轉移到身體上；現在他日間的精神比以前更好，工作效率更高，身體狀態和作息規律都進入了良性循環。

他的親身經歷讓我更加意識到，絕大部分的失眠原因是心理問題。放鬆下來，回歸本能，對很多人而言反倒成了一個需要學習的技能。希望書中介紹的方法，可以幫你打開一扇窗，學會專注當下。

失眠的後果，往往是比較明顯的，而由呼吸障礙所導致的睡眠問題，卻往往被人忽視。如果你打鼻鼾，睡覺時常常憋氣驚醒，白天又總是昏昏沉沉，很有可能患上睡眠窒息症，更嚴重者可能危及生命。

睡不好並不是命中注定，它完全可以被覺知、被治癒、被改變。沒有人可以剝奪我們睡個好覺的權利，我們要做的，或許只是讓身體回歸本能而已。

主編

目錄

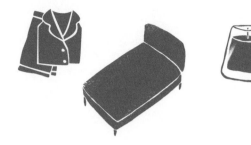

CHAPTER
1
ILLUSTRATE

釐清

CHAPTER
2
IMPROVE

改善

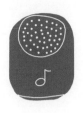
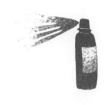
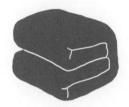

CHAPTER
3
REVEAL

解密

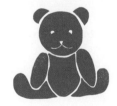

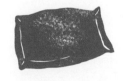

睡眠障礙與其他疾病的共通點

 睡眠障礙　　■ 不同疾病

44%
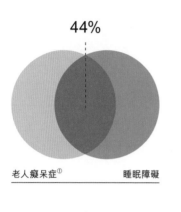
老人癡呆症① 　　　　　睡眠障礙

65.34%
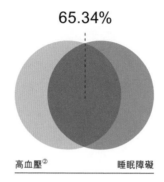
高血壓② 　　　　　睡眠障礙

69%
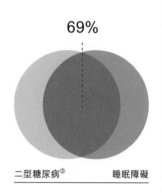
二型糖尿病③ 　　　　　睡眠障礙

71%
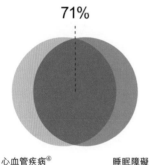
心血管疾病④ 　　　　　睡眠障礙

85.3%
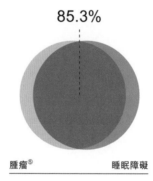
腫瘤⑤ 　　　　　睡眠障礙

87.2%
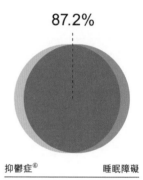
抑鬱症⑥ 　　　　　睡眠障礙

不同疾病患者
出現睡眠障礙的機率

其中共通比例較高的有抑鬱症、腫瘤、心血管疾病等。

① 李智慧、相瑋、韓嘉琪等。感覺刺激療法干預老年癡呆患者睡眠障礙的研究進展 [A]，解放軍護理雜誌，2018，35（1）：49-52。
② 朱偉芳、孫嘉曦。高血壓病與睡眠障礙的相關性研究 [J]，實用醫學雜誌，2014，30（1）：139-142。
③ 李明珍。二型糖尿病睡眠障礙的研究進展 [A]。中國慢性病預防與控制，2018，26（5）：382-384。
④ 孔曉藝。心血管疾病伴睡眠障礙的原因分析 [J]。健康週刊，2018，（8）：51。
⑤ 陳露露、鄭曉莉。腫瘤患者睡眠障礙的原因分析及護理現狀 [A]。臨床醫藥文獻雜誌，2018，5（86）：132-133。
⑥ 秦碧勇、戴立磊、汪鍵等。抑鬱症患者自殺風險與共病數量、抑鬱程度的相關性研究 [A]。重慶醫學，2016，45（13）：1810-1812。

睡房大檢閱

撰文 | 高龍　　圖片來源 | 清單調研用戶

現代人的秘密，一半都藏在睡房裏。通過檢閱睡房便可發現藏在睡房裏的秘密，進而找到導致失眠的原因及治癒的可能。

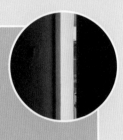

打鼻鼾

「和他同居之前，我是一個容易醒的人，但上天給了我一個打鼻鼾的男友，現在我也變成一個少了打鼻鼾聲反而睡不踏實的人。」

開門

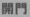

「我是一個必須開門睡的人。只要開門，即使只有一條小縫隙，我就可以睡得像個嬰兒。」

梳化

「幾年來，我一直都睡在梳化上，因為在梳化上睡給我的心理壓力更小。」

香水

「香水是我的助眠噴霧，拿來噴床單和枕頭，那熟悉的香氣令我睡得更快、更香。」

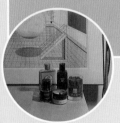

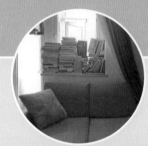

寵物

「睡房成為貓的飯廳和廁所。」

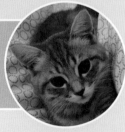

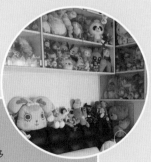

公仔

「每晚伴我入睡的，就是睡房內那兩百多個公仔了。」

電子設備

「我會在睡前為手機和電腦充電。」

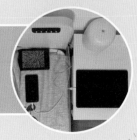

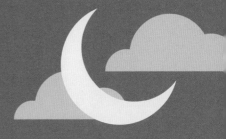

你睡不好嗎？
我也是

雖然在通宵加班的日子裏，
清晨的微光和餐廳熱氣騰騰的早餐都曾給我帶來溫暖，
但如果你要我選，
我寧願選擇用晨跑的方式欣賞這城清晨的美，
像一個早睡早起的人。

咖啡店
老闆

廣告人

眼科醫生

雜誌編輯

全職媽媽

撰文 | Tinco、舒卓、秦經緯、高龍、張婧蕊　　編輯 | Tinco　　攝影 | LEILEIMA / 舒卓

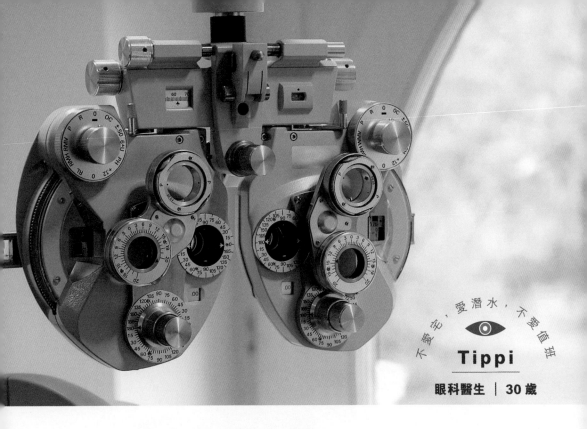

不要定，愛潛水，不要值班

Tippi

眼科醫生 ｜ 30 歲

每天喝六杯咖啡 醒不過來

　　我是一個眼科醫生，畢業後在醫院工作有十年，但在大家眼中，我依舊是一個「年輕醫生」。因為我會被排到很多夜班，這似乎就是醫院的潛規則。想要不值夜班？只能熬到老！因為年紀大了，真的值不到啊！

　　我們醫院的夜班制是「隨時待命 33 小時」，意即早上 8 點看完一天門診後，先值夜班，再接着看一天門診，到第二天下午 5 點才下班，或者相反時間。當然，晚上也不是完全不能睡，一般來説，凌晨以後，急診室沒有甚麼人，這時可以去值班室休息。在家裏我是一個臥到枕頭就立即能睡的人，但在醫院就算我擺出舒適的睡姿，大腦也要隨時「在線」。

　　一個夜班，就在無數次的竊聽、起身、看診中循環往復，有時也不確定當值期間，自己到底有沒有睡過。當聽到外面清潔阿姐消毒和打掃的聲音，雖然天還沒完全亮，但迷迷糊糊的我就已經知道，這一夜總算過去了。

值夜班的時候，我特別不想照鏡，因為眼睛一定充滿了血絲，又紅又腫，而且頭髮油膩、面色暗啞，有時一個晚上就能爆出一兩顆痘痘來。唉，夜班真的催人老！

每到農曆年，是我值夜班最頻繁的時候，因為我是單身，誰都想回家過年和家人團聚，那夜班就只好由我來了。有一次下班回家，我頭昏腦脹地騎着電單車，竟然在熟悉的路段被警察攔着，說我衝紅燈。我一臉迷惘，根本不知道發生了甚麼事。要是平日，我肯定能說出幾句話來；但那次，我根本沒力氣去深究。駛着車離開的時候，我真的很想哭，感覺全世界都在欺負我……但一回到家就昏睡過去，我實在是太累了……

不知道是從哪時開始，我自覺怎樣也睡不夠。以前週末在家閒不住，不出去逛也要去健身室；現在週末閒在家，我就像一具「屍體」，只有想去洗手間、肚餓了才會起床。有時還會突然從夢中驚醒，趕緊看時間。我是誰？我在哪兒？……到反應過來是週末，才繼續安心再睡。而平時下班回來，吃了晚飯我就開始累。我知道要看報告、要寫論文，但「臣妾做不到啊！」想到明天早上 6 點又要起來看診，還是早點去睡吧。

我每天要喝 3 杯雙倍濃縮意式咖啡，咖啡因含量相當於 6 杯了，如果不喝，整個人就像吸毒一樣，兩眼無神、渾身無力。早餐、午飯我都可以不吃，但咖啡一定要喝，恨不得直接靜脈滴注輸（咖啡）液，或者有個泵可以往我身體裏灌注，這樣才能感到自己活着。同事看我喝咖啡而不吃早餐，提醒我空腹喝對腸胃不好。我是醫生，道理是懂的，但沒辦法，我真的睡不醒啊！我還跟同事開玩笑：「那我喝第二口的時候就不是空腹了呀！」日復一日，時間渾渾噩噩地過去。

讀大學時，我可以跑全程馬拉松，到現在變成了個徹頭徹尾的宅女 —— 能睡就睡，不能睡也要找機會睡。而且根本離不開咖啡，實在不行來杯可樂也是極好的。現在才 30 歲出頭，年紀輕輕好像已經沒了活力，不知道要睡到甚麼程度，才能回到以前的狀態？

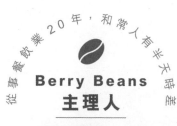

從事餐飲業 20 年，和常人有半天時差

Berry Beans 主理人

咖啡店老闆 ｜ 39 歲

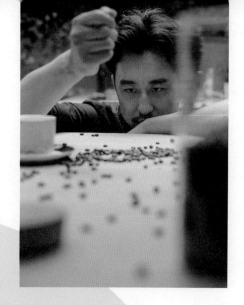

現在不夠睡 都是在還以前的債

　　我的一天是從中午開始的，結束一般是凌晨 2 點。從那間星字頭的咖啡店打入市場開始，我就穿上綠色圍裙，後來自己創業，也是做餐飲。一直做這行，好像早就適應了「時差」。

　　初期，雖然工作本身不忙，但我的業餘時間卻相當充實，和朋友四處狂，聽音樂、吃東西，大家玩完、high 完便到我家倒頭大睡。我總感慨生活太有趣味了。那時的我總能拿出滿滿的精力，去強化滿身愛玩、會玩的標籤。

　　後來談了戀愛，女朋友是一個對生活有嚴格要求的處女座，大概是上天派來治我這個無法無天的射手座吧，也許因為她媽媽是醫生，從小對健康生活有明確的認識，她看不慣我這樣「玩」自己，大吵小吵，甚至鬧分手也是常態。

　　除了她，我還有另外一個「女朋友」—— 單車。也許是我太愛這城市，踏單車讓我停不下來。有時跟女朋友吵架，我就踏單車在城裏蹓躂一整夜。終於，「報應」來了。有次夜裏踏單車，在一個建築地盤外的斜坡上撞上尾隨的一輛巨型貨車，導致面部骨折。當晚急症室的醫生替我做了簡單的止血處理，並告訴我等着手術，可能要在臉部釘些鋼釘（其實是一種鈦合金材料）。後來，我不得不接受這個手術，於是我的臉感覺比原來的腫了一圈。之後陰天下雨天，我都會隱隱感到這張「鐵面」的存在，甚至影響入睡。

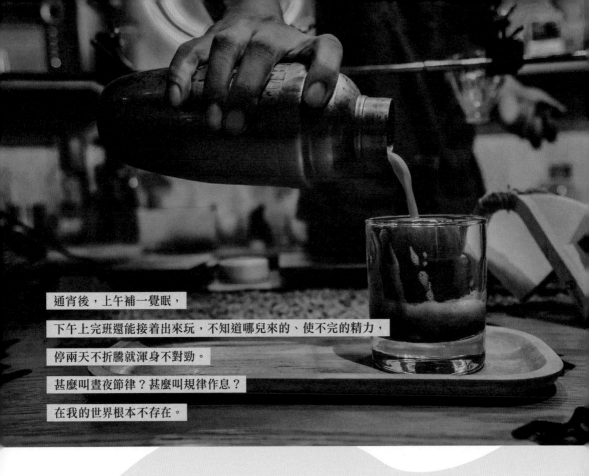

通宵後，上午補一覺眠，

下午上完班還能接着出來玩，不知道哪兒來的、使不完的精力，

停兩天不折騰就渾身不對勁。

甚麼叫晝夜節律？甚麼叫規律作息？

在我的世界根本不存在。

　　那意外發生在我人生的關鍵時刻，我遇到自己的信仰，認定自己的人生伴侶，還是那個一直努力把我拉回生活正軌的處女座女孩。成家之後，我決定創造更好的生活，結束了肆意盡興的生活，開始創業。最忙碌時，有三間咖啡店和兩個輕食餐廳同時經營，後來就有了女兒。

　　但是慢慢地，身體開始要我「償還」了，又應了那句話「出來混，遲早是要還的」。五個店舖加上年幼的女兒，讓我和太太不堪重負，我身上玩出來的傷常常以疼痛的形式剝奪我本來就很少的睡眠時間。我長期不夠睡，而太太則是時常睡不着。

　　後來我決定把精力放在最愛和最擅長的咖啡上，現在除了兩間店舖，我亦「參與」一些表演，和客人聊天。我終於找到自己事業上的節奏，上天又給我一份禮物——二女兒出生了。

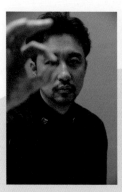
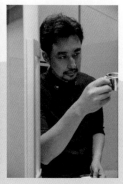

現在每天待客人散盡，料理完店內事務回到家就已經接近凌晨了，還要再做一些案頭工作，看各店營業狀況的總結，這些做完至少要凌晨 2 點了。

我身上玩出的傷常常
以疼痛的形式剝奪我的睡眠。
打理咖啡店加上年幼的女兒，
讓我和太太不堪重負，
我長期不夠睡，而太太則是時常睡不着。

家裏是村屋，面積不大，上樓睡覺怕影響本來就容易醒的太太，她每天照顧兩個孩子的工作量絕不比我小，所以每天我工作完就直接在樓下梳化睡。第二天一早大概 6 點多，二女兒準時會醒，她是全家的「人肉鬧鐘」。太太和兩女都下來後，我再去樓上睡覺。本來沒睡夠 5 個小時就上樓睡應該會很快睡着，但二女兒經常會在我身上爬來爬去，跟我牙牙學語聊上一會兒，還時常給要害部位來上兩腳，讓我徹底清醒。

身上的傷痛依然經常出來提醒我，店舖活動也佔用我本就不充裕的睡眠時間。已經累慣了的我，把這些當成是「贖罪」，起碼在心理上找到平衡點。睡眠問題對現在的我來說，似乎無解。也許我需要的是一個契機，也許我只需要等待。

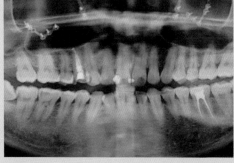

在陰雨天，這些鋼釘會一直在我臉上隱隱作痛，提醒我做個「正常」人。

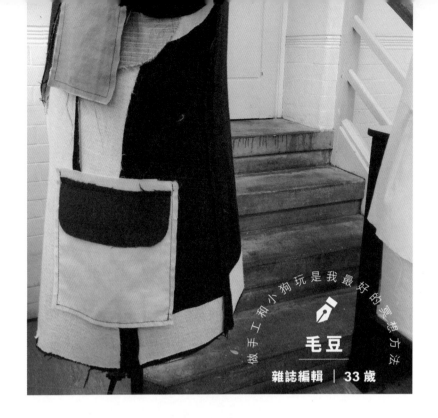

做手工和小狗玩是我最好的冥想方法

✒ **毛豆**

雜誌編輯 │ 33 歲

壓力大時 我一天能睡 20 小時

　　我讀大學時，媽媽曾在家長會問：「老師，我看別的孩子上中學後都會熬夜學習，但我女兒每天 8 點左右就要睡，這樣都睡不夠，到了週末能睡到中午，然後吃完飯又倦了，要睡午覺，這情況你見過嗎？」

　　我小時候並不愛睡覺，想讓我中午老老實實躺下基本不可能。但到大學，我似乎突然感悟到睡眠之美，隨時隨地都會倦，而且只要躺下不久就能熟睡。後來家人也察覺到我的「不正常」，帶我去看中醫。醫師說是內分泌失調，體虛宮寒導致氣血不足之類，讓我吃中藥調理。

　　結果藥物不能解決我精力不濟的問題，卻讓我入睡變得困難——又倦又睡不着。更要命的是，我雖然總是昏昏沉沉，胃口卻一如既往般好，加上那時沒有體育課，結果這一年我就胖了 20 多磅，原來的紙板人身材也變得珠圓玉潤。

　　即使如此，所有人包括我自己，都沒把中學時的嗜睡狀態

當一回事，因為高中畢業後，我的精神狀態就恢復了，那種倦意甚麼時候消失和出現卻令人莫名其妙。直到幾年前，我出國留學，這情況便不請自來。

我讀的是時裝設計，在每個學期裏，都要完成一個完整的設計項目，包括作品集、工藝手冊和最終成衣。一般而言，我們一週見一次導師，然後他提出修改意見和接下來一週要完成的目標。導師基本上都會鼓勵我們做盡量多的嘗試，很少定限制，這也意味着它會變成一項工作量巨大的任務，甚至只要你不想停，就可以一直做下去——總會有能讓你不斷嘗試的東西。

作為一個很糾結又有強迫症的人，這樣的工作方式加上時間限制讓我覺得壓力真如山般巨大，尤其是每天剛開始工作時，看着擺滿工具的枱面，感覺腦子好像快要炸掉，一片空白。

壓力如此大，我又不合時宜地倦了。下午想着小睡一會就起來做事，大不了晚上晚點睡，結果再一瞬眼，外面星星都出來了，只好慌慌忙忙開始工作。熬到凌晨 2、3 點又倦了，最後直接睡到第二天中午，一個「拖延 ＋ 睡不醒」的惡性循環。同時前一天未完的工作壓力和負罪感繼續累積，導致整個人越來越焦慮，倦得更快、睡得更多，最多一天能睡接近 20 小時。

這種可怕的情況一直持續到最後一個學年，我試過各種方法，但睡意仍然很頑固，同時我的拖延症也愈演愈烈，現在看來這可能是在面臨巨大壓力時一種逃避、消極的激進反應，如果繼續放任下去，恐怕畢業就無望了。

在大學最後一年，我下決心要堅持做運動。雖然我以前是個特別不愛動的人，但當時是真無法招架，如果運動不能讓我的精神好，就只能先暫時休學求醫。值得慶幸的是，雖然一週 3 至 4 次的運動沒有完全治好我的拖延症和改變嗜睡狀況，但確實帶來不錯的改善，至少可以讓我每天早上都能提起精神。

已經畢業了，我的嗜睡狀況也沒發生過，也不知道將來再經歷長時間的高壓的話，它會否又復發。但我知道，想要把問題解決，最需要的是找到疏導壓力的方法，並盡早解決自己的逃避型拖延問題，畢竟我再也不想一遇到難題就昏睡過去。

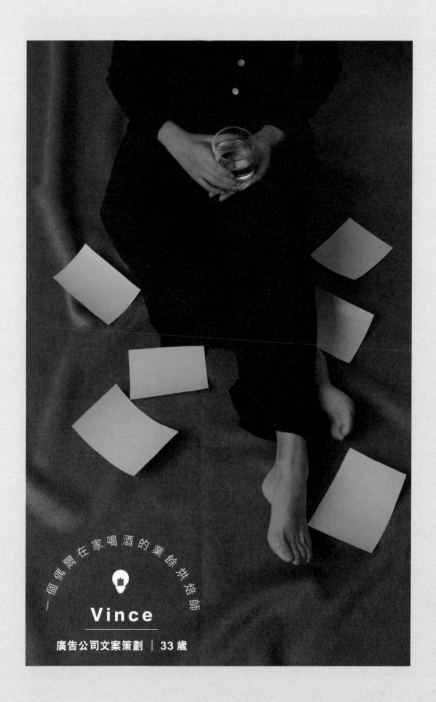

一個偶爾在家喝酒的業餘烘焙師

Vince

廣告公司文案策劃 ｜ 33 歲

為甚麼大腦好像 24 小時都在線

　　我是個慢性過敏性鼻炎患者，一年裏可能有三個月要吃抗過敏藥。這件事帶來的結果是，白天總是特別疲倦。抗過敏藥的說明書上寫着，昏睡就是這種藥的直接副作用。曾經以為失眠與自己無緣，但後來轉行做了「廣告狗」，才發現這個想法太天真了。睡得着，並不代表睡得好。現在睡一個無夢的好覺，對我來說簡直就是奢望……

　　客戶的一個消息，可以打斷我和朋友的聚餐、可以讓我離開正在看的電影、可以讓已經入睡的我重新起來。下班？不可能！只是由在公司辦公變成不在公司辦公。一天中唯一清淨的時刻就是把手機關上，但這情況只是想想而已。

　　如果說隨時待命考驗的是「肉體強度」，廣告工作本身考驗的就是「精神強度」。靈感時來時去，設計時好時壞，即使是最優秀的團隊，也沒辦法保證 24 小時都在線的狀態。不在線就可以下班了嗎？

　　你所有的憤怒、失望和無力都被消耗殆盡，只剩下無盡的疲憊，以及一種條件反射般的焦慮——你知道你做得不夠好，但你也不知道甚麼時候才能做得足夠好。

　　慢性鼻炎依舊陰魂不散……我一邊強撐着身體，和藥物產生的倦意做抵抗，意志上想加班；一邊又拖着疲憊的身體，想擺脫焦慮；兩者交織在一起，結果是晚上睡不好，白天不精神。哪怕睡足 10 小時，第二天醒來依舊渾渾噩噩，感覺比沒睡還要累。我想，是不是因為潛意識對工作的抗拒，讓我不再期待第二天的到來，所以才睡不醒呢？

　　除了工作性質和客戶因素之外，是否自己長時間的低質素睡眠導致低工作效率？真的不能跳出「加班晚上睡不好 ➡ 白天效率低 ➡ 繼續加班 ➡ 晚上睡不好」這個死循環？如果真是這樣，就太讓人絕望了。

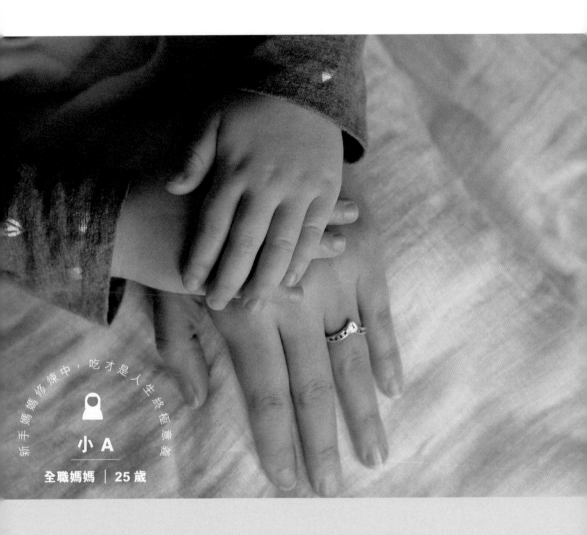

新手媽媽修煉中，吃才是人生終極享受

小 A

全職媽媽 ｜ 25 歲

我只盼望兩個孩子能一起睡個完整的覺

　　作為一個雙胞胎媽媽，睡眠不足就像一團陰影般籠罩在身上揮之不去，生了孩子後，我幾乎再也沒有睡過一個完整的覺。

　　每天晚上 9 點半到晚上 12 點是我唯一可以好好休息的時間，因為兩個孩子可以一直睡，中途不會醒。運氣好的話，我還能再「瞇」一兩個小時。否則趕上她們要「拉便便」，就算凌晨 4 點，我得爬起來給她們洗屁屁、換尿片；如果孩子拉完不睡，我就只能起床陪她一直玩到天亮。

　　總體來說，我每晚只能睡 4 個小時左右，後半夜基本就是高度警戒狀態，一點動靜就會醒。因為一個孩子醒的一瞬間我必須馬上清醒哄她繼續睡，不然哭出來就會吵醒另一個。

　　長期的睡眠不足對我的影響挺大的。我本來不時就有點頭疼，現在因為休息不好就更嚴重了，頭髮也掉得厲害，有時好不容易睡着了，又會被頭疼弄醒，簡直是惡性循環。後來把家裏的蕎麥枕頭換成記憶棉，現在又換了個乳膠枕，頭疼是有些改善，但還是時不時會復發。

　　我現在白天就像是一具行屍走肉，隨時隨地都很疲倦，甚至在餵奶時都會睡着，驚醒之後又被自己嚇出一身冷汗，想着要是寶寶從懷裏掉下去，那怎麼得了啊。

　　整個人也一直處於一種非常焦躁的狀態，心情起伏大，動不動就發脾氣，像一枚炸彈，一點就着。有一次，我看見老公坐在梳化玩手機，突然一股無名火升起，心想我每天都這麼辛苦，你怎麼還有時間玩手機呢？和他大吵一架後，又一個人躲在房裏哭。後來冷靜下來想想，那天不知道為甚麼就鑽牛角尖，可能只是想找個發洩情緒的出口吧。

　　雖然有時很懷念結婚之前可以一覺睡到天亮的日子，但看到女兒們笑臉的那一刻，感覺一切都是值得。聽其他媽媽說等孩子斷奶、能整夜睡覺之後，情況就會好轉；感覺看到勝利的曙光。但不管如何，我都已經做好和睡眠不足打持久戰的準備了。

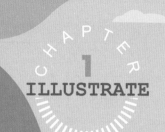

釐清

不是睡夠 8 小時就是睡得好，
睡眠的「質」比「量」更重要，
由於平時睡眠不足欠下的「睡眠負債」，
也很難通過假日猛睡一大覺來償還，
還可能讓接下來的睡眠質素變得更差。

何謂
理想的
睡眠？

7 個常見
的睡眠
謬誤

我們是
怎樣
睡覺的？

你的睡眠
問題
是甚麼？

為甚麼你
捨不得
去睡？

何謂理想的睡眠？

撰文｜秦經緯　　攝影｜舒卓　　插畫｜子丸喜四

　　怎樣才能知道自己睡得好不好？長期欠下的「睡眠負債」可以在短時間內償還嗎？其實睡眠真的不僅是休息那麼簡單。

你起床時狀態是否清醒呢？

　　你可能經歷過：明明前一晚在家睡了很久，身體也沒甚麼不舒服，第二天早上鬧鐘響整個人還是沒精神；又或出外旅行，在一張不論是軟硬度還是味道都不怎麼令人滿意的床上睡着，但當第二天陽光照入屋時，你卻連鬧鐘都不用就醒過來，而且覺得神清氣爽。

　　上述兩種情況，顯然後者的睡眠質素較高，因為睡眠質素的好壞，主要是根據我們清醒時的表現和身體的健康狀況，而不是僅從前一晚的睡眠狀態來判斷，而清醒時的狀態也會影響睡眠質素。

　　如果你一整天在清醒時的狀態都很好，證明前一天睡得很好，和睡多久、怎樣睡、在哪兒睡無關。反之如果白天精神萎靡，反應遲鈍等，那就說明前一天沒有睡好。基於這個原則，可以說睡眠質素的好壞是因人而異，沒有標準且很難量化。

　　晚睡晚起或早睡早起的人，和每晚只睡 4、5 個小時或 10 個小時以上的人都可能有不錯的睡眠質素，不同的人會因為遺傳基因、晝夜節奏的差異而有不同的睡眠類型。事實上，睡眠的「質」比「量」更重要，在保證「質」的情況下，維持一定時間才是擁有良好睡眠的基礎。同樣地，由於平時睡眠不足欠下的「睡眠負債」也很難通過放假「猛睡」來償還，睡懶覺或許可以讓睡眠量增加，但對於改善整體睡眠質素的作用微乎其微，甚至可能讓接下來的睡眠質素變得更差。

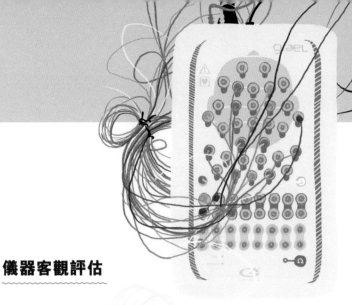

儀器客觀評估

　　現在被廣泛應用於睡眠醫療領域的多導睡眠監測，對於診斷各種睡眠障礙症和相關疾病有着不可替代的作用。通過監測一整夜睡眠時腦電、眼電、人體各部位的活動狀態，多導睡眠測試儀可以客觀評估被監測者的睡眠質素，找出睡眠障礙症產生的生理原因，例如監測口、鼻、血氧飽和度、呼吸，就能對有睡眠呼吸問題的患者進行檢查。

　　一般而言，健康正常的人的睡眠模式往往是固定的，因此當監測結果證明睡眠週期、效率等表現和典型睡眠模式一致時，即被認為是優質睡眠。不過，通過儀器來判定睡眠質素好壞有其局限。舉例說，即使是平時睡得不錯的人，在身處陌生的檢查室，身上還佈滿導線之下能否還像平日般睡得甜呢？

　　因此，還是要結合自我認知來綜合判斷，畢竟你白天的精神狀態怎樣，睡前和睡醒時的感受如何，只有你自己最清楚！

睡眠負債

是由於主動限制睡眠時間而造成的睡眠不足，這一說法由美國斯坦福大學睡眠醫療中心的創建者威廉姆·戴蒙提出。工作時晚睡早起、過度熬夜導致睡眠質素不佳等都會引起睡眠負債累積，長期不解決會出現多種問題，如情緒消極、難以集中精神、記憶力下降等，還會加速肌體老化、造成肥胖等。

瞬時睡眠

是指僅維持 1~10 秒的睡眠狀態，它是大腦進行自我保護的一種防禦反應。由於睡眠負債導致的瞬時睡眠在發作時沒有任何徵兆，難用藥物治療。它可能會導致嚴重的後果，如司機因為疲勞駕駛出現瞬時睡眠，雖然時間只有幾秒，卻足以讓高速行駛的汽車失控。

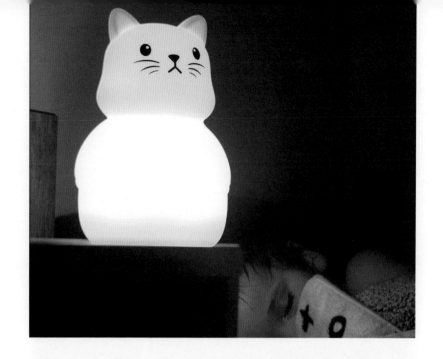

我們為甚麼需要睡覺？

　　1879 年 10 月 21 日，人類第一盞有廣泛實用價值的白熾燈誕生，從此夜晚變得明亮。愛迪生說：「人類的未來將會睡得越來越少。」他自己正是最好的例子，據說他每天的睡眠時間幾乎不超過 4 小時。

　　此後，我們確實睡得越來越晚，也越來越少。英國睡眠協會的統計數據顯示，現代人比生活在二十世紀五十年代的人平均少睡 1~2 小時。如果只把睡眠視為單純的休息行為，似乎沒有必要浪費太多時間在其中，畢竟每天除了做不完的工作，還有許多好玩的事在等着我們，與其在夢境中暢遊，還是現實中的快樂更有吸引力。

　　但睡眠的作用不僅是休息那麼簡單，每一次的睡眠都視為對身心的修復、保養的過程。我們想要維持一個良好的身心狀態，除了吃飯、運動之外，定時定量的睡眠是必不可少的。如果睡不夠或睡不好，睡眠壓力就會加速變大，短期內最明顯的表現就是讓我們的注意力、判斷力、思維能力、反應速度等降低，做甚麼都提不起精神，昏昏欲睡。長期睡不好的危害更大，除了可能導致多種疾病，還會讓我們變醜、變老、變笨。

高血壓

人體內的自律神經分為交感神經和副交感神經，它們保持着此消彼長的平衡關係，共同對內臟器官按照晝夜節奏進行調控。交感神經主要在白天活動，使我們的呼吸、心跳加快，體溫、血壓升高；副交感神經在晚上工作時會讓呼吸、心跳變慢，體溫、血壓下降，為人體進入睡眠狀態做好準備。交感神經的興奮程度與血壓高低密切相關，它可以通過腎上腺素、多巴胺等神經傳遞，影響血管的收縮。

肥胖

睡眠不足會出現「瘦素」缺乏和「胃饑餓素」增加的現象，瘦素有調控進食、能量消耗及體重的功能；胃饑餓素是與生長激素分泌受體相關的激素，由胃和下丘腦分泌，它可以增加食慾、促進脂肪形成，有助消化。

阿茲海默症（老人癡呆症）

「β - 澱粉樣蛋白」（amyloid-β）的大量異常堆積，是誘發老人癡呆症的重要原因。它主要分佈於神經元突觸部位。充足的睡眠能及時清除 β - 澱粉樣蛋白，還能穩定染色體，減少對 DNA 神經元的損害。

糖尿病

睡眠障礙或睡眠質素差可能對血糖調節產生負面影響，引起糖耐量減低和胰島素敏感性下降，誘發二型糖尿病。

加速衰老

很多衰老表現都和缺乏生長激素（GH）有關，它會在睡眠，尤其是深度睡眠中，由腦垂體大量分泌，有促進細胞生長和新陳代謝、調節皮膚質感、促進組織再生的功能。

焦慮、抑鬱

失眠與精神問題的關係是雙向的，有些患上抑鬱症、焦慮症的患者會出現失眠等睡眠障礙；失眠又是抑鬱症、焦慮症的危險致病因素。

再見

我們為甚麼會 「日出而作、日落而息」?

　　所有多細胞生物，包括人類都適用一個相似的機制來調節生理節奏，以適應地球自轉帶來的晝夜變化影響，這個機制被稱為「生物鐘」，它能調節我們大部分的基因，並能讓我們的生理情況隨着晝夜時間變化而改變。

生物鐘如何工作?

　　2017 年 10 月 2 日，諾貝爾生理學或醫學獎頒發給三位美國遺傳學家：傑弗里·霍爾（Jeffrey C. Hall）、邁克爾·羅斯巴什（Michael Rosbash）以及邁克爾·楊（Michael W. Young），他們的工作「窺探了生物鐘的秘密，並解釋了其工作原理」。

　　1984 年霍爾和羅斯巴什複製了果蠅的「週期」（Period）基因，它能調節果蠅的生物鐘，他們還揭示出該基因所編碼的 PER 蛋白濃度會循環震盪：晚上在果蠅體內堆積，到了白天又會被分解，週期為 24 小時左右，和一天的時間基本相同。Period 基因的發現有着里程碑的意義，但是仍然有一些問題沒有得到解決，比如 PER 蛋白是如何從細胞質進入細胞核？它是怎樣保持穩定的震盪週期？

　　1994 年邁克爾·楊發現了另一個節律基因：「永恆」（Timeless）基因 —— 它編碼的 TIM 蛋白會結合到 PER 蛋白上，幫助其從細胞質轉移到細胞核，並在細胞核中堆積，然後一起進入細胞核並抑制 period 基因活性，從而形成抑制性反饋機制，形成晝夜節律；他之後發現的 Doubletime 基因可以編碼

DBT 蛋白，DBT 蛋白能夠延遲 PER 蛋白積聚，將震盪週期穩定在 24 小時左右。

　　三位諾貝爾獎得主的工作完整闡述了生物鐘的理論基礎，後來隨着其他一些分子的發現，進一步揭示生物鐘的機理和穩定性。讓我們終於能夠了解到生物鐘的工作原理，以及晝夜節奏在 24 小時中的輪轉機制。

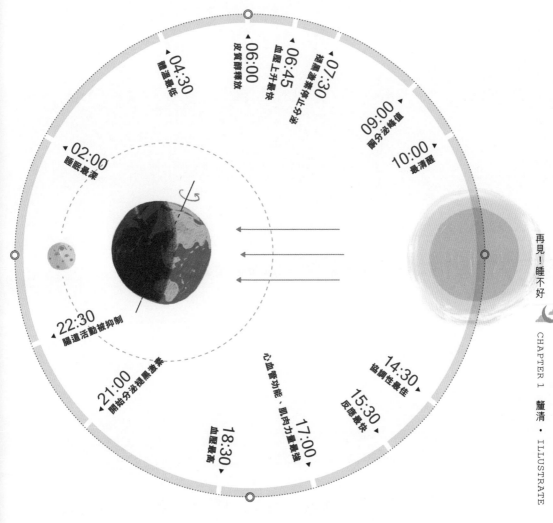

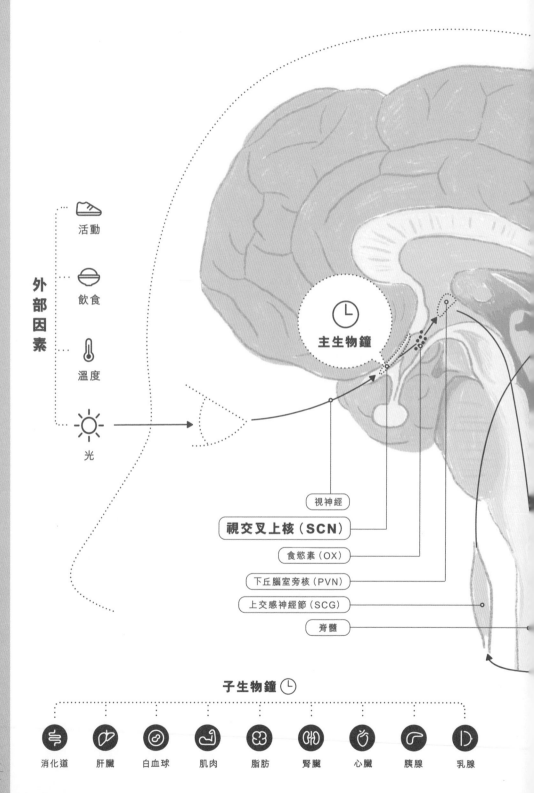

外部因素

活動

飲食

溫度

光

主生物鐘

視神經

視交叉上核（SCN）

食慾素（OX）

下丘腦室旁核（PVN）

上交感神經節（SCG）

脊髓

子生物鐘

消化道　肝臟　白血球　肌肉　脂肪　腎臟　心臟　胰臟　乳腺

生物鐘如何被「校準」？

　　光線在「校準」我們的生物鐘上起了最關鍵的作用，這正是為甚麼失明人士會有更多晝夜節奏紊亂的病例出現。我們的主生物鐘由位於大腦中部的小神經細胞核團—視交叉上核（SCN）控制，它與其他腦組織部分相聯繫並幫助控制睡眠—覺醒、體溫、激素分泌、代謝等其他功能。

　　當光線通過眼睛直達視交叉上核後，視交叉上核就開始整合外部環境的光訊息，使我們的內在節奏與外部環境能夠同步。同時，活動、飲食、溫度等外部因素都會影響生物鐘的形成。

松果體

褪黑激素

血管

交感節前神經元

褪黑激素

視交叉上核將光訊息傳遞到松果體後，會抑制或刺激褪黑激素分泌 —— 白天光照強烈時，褪黑激素分泌減少；晚上褪黑激素分泌增多並進入血液。當它進入血液後，將產生類似作用，幫助肌體做好睡眠準備、維持睡眠狀態。

食慾素

位於下丘腦的促進覺醒的食慾素神經元，分泌出的食慾素具有高度興奮作用，會刺激跟覺醒狀態有關的腦核及其相關的神經傳遞系統，為覺醒做好準備。食慾素缺乏是導致嗜睡症的重要原因。

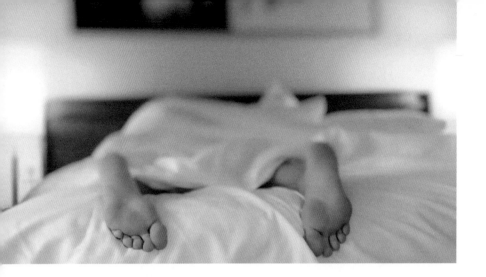

7 個常見的睡眠謬誤

撰文 ｜ 張婧蕊

1 做夢並不代表睡眠質素差

在正常的睡眠節奏下，普通人平均每晚可以做 7~8 個不同的夢，但由於我們只記得醒來前的最後一個夢，所以才會產生「做夢＝睡得淺」這錯誤的認知。其實夢只是大腦神經細胞的正常活動，並不會影響睡眠質素。

2 睡得多 ≠ 睡得好

必須明白一個觀點：量不等於質，並且質比量更重要。大量的研究顯示，睡眠時間長和健康的關係類似一個倒 U 形曲線（右圖）。根據圖表，位於中段的睡眠時間長才是最有益健康。過短或過長的睡眠時間，都對身體造成不同程度的危害，甚至增加高血壓、糖尿病等慢性疾病的患病風險。

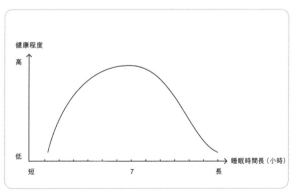

睡眠時間長與健康的關係

3 打鼻鼾並不是好事

人在睡覺時，肌肉出現鬆弛導致咽腔狹窄，呼吸氣流通過狹窄的呼吸道引起的軟組織震顫所發出的聲音正是鼻鼾聲，和睡眠質素提升並無關係，反而是一種睡眠時呼吸不暢的表現。

4 睡眠黃金鐵律不是 8 小時

美國國家睡眠基金會建議，成年人每晚的睡眠時間為 7 至 9 個小時，而個體差異的不同為 6 至 10 個小時內都可以被接受。如果你每晚只睡 7 小時就已經感覺精力充沛，就不需要強迫自己睡滿 8 小時，找到適合自己的睡眠時間才最重要。

5 償還睡眠負債 光靠週末補覺實不行

美國科羅拉多州立大學的一個實驗，要求志願者在工作日每晚只睡 5 個小時，但週末可以盡情「補覺」。後來，發現這群志願者因為工作日睡眠不足導致的胰島素敏感性降低，並沒有因為補覺而回升，而體內褪黑激素的分泌也下降，長時間不規律的睡眠反而破壞原有的晝夜節律，睡眠質素也會隨之變差。

6 喝酒助眠 弊大於利

當酒精進入大腦之後，能夠作用於 γ- 氨基丁酸（GABA）受體，起到和安眠藥相似的鎮靜催眠的效果，少量飲酒對部分人來說可能促進入眠。但其實，飲酒後的睡眠大多處於非快速眼動睡眠期的二期睡眠，即所謂「淺睡眠期」，再加上酒精的半衰期短，經過代謝後酒精血濃度會在半夜時接近於零，導致睡眠表淺、能夠維持睡眠的時間並不長，睡眠質素並不會提高，還容易導致早醒。

7 切忌在床上強行培養睡意

上床後待了很久也睡不着，怎麼辦？大多數人會選擇繼續躺在床上強迫自己入睡，或乾脆爬起來玩手機，等感覺到倦才去睡。其實正確的做法是，當你躺在床上超過 30 分鐘都無法入睡，那就起床離開睡房，去做一些例如冥想、深呼吸等身心放鬆的活動，等重新有了倦意再上床睡覺。

我們是怎樣睡覺的？

撰文｜秦經緯　　插畫｜子丸喜四

高開低走的睡眠之旅

現時醫學界廣泛運用的睡眠分類方法，是 2007 年美國睡眠醫學會制定的標準，其中將睡眠分為 5 個階段：清醒期（W）、淺睡眠期（N1、N2）、深睡眠期（N3）和快速眼球運動期（Rapid Eye Movement，REM）。

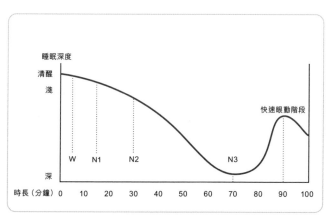

一個睡眠週期

‖ 半夢半醒：清醒期（W）

這時開始疲倦，半夢半醒、意識朦朧，清醒時快速而不規則的眼球活動變得越來越慢，即將進入正式的睡眠狀態。

‖ 漸入佳境：淺睡眠期（N1，N2）

腦電波波形變緩，意識逐漸消失，心臟跳得越來越慢，體溫下降，但此時我們還沒有完全喪失意識，大腦仍維持不連貫的思維活動，肌肉也仍然比較緊張，N1、N2 這兩個階段都屬淺睡期，也佔總睡眠時間最多。

‖ 修護身心：深睡眠期（N3）

最初的深睡眠能促進細胞代謝和再生的生長激素大量分泌，

同時令大腦皮層得到休息。這段時間，人幾乎是無意識的，沒有眼球運動，很難被喚醒。此時一旦驚醒，會感到神志不清。在這個階段我們也會做夢，但大多是抽象的、難以理解的夢，並且通常不會被記住。

‖ 激活大腦：快速眼球運動期（REM）

在快速眼動睡眠階段我們也無法控制自己的身體，因為此時肌張力完全消失，肌肉進入休息狀態。阻塞性睡眠呼吸暫停綜合症在此時也通常更嚴重，因為呼吸道肌肉缺乏足夠張力。同時，我們的眼球開始快速轉動，腦電波會出現和覺醒時類似的頻率，說明大腦正在高速工作，尤其是與記憶儲存相關的區域非常活躍，讓清醒時接收的訊息可以被整理，真正成為我們記憶的一部分。

甚麼時候醒來感覺更好？

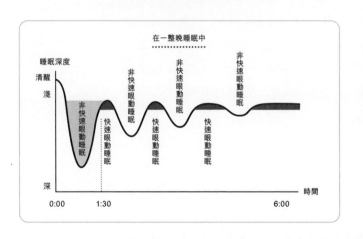

一般人在一晚的睡眠中，快速眼動睡眠和非快速眼動睡眠是交替出現，當我們由清醒進入非快速眼動睡眠後，會依次經歷 N1~N3 三個階段，而後又返回 N2、N1，由深入淺地進入快速眼動睡眠，從而完成一個完整的睡眠週期。每個週期一般會持續 90~120 分鐘，一個晚上要經歷 3~5 個週期。其中，第一個階段中的深睡眠時間最長，之後會越來越短；而快速眼動睡眠時間則會逐漸增加，我們醒來之前的最後一個週期最長，大腦也就變得越來越活躍，為清醒做好準備。

了解自己的睡眠類型

　　睡眠醫生和心理學家經常會用「清晨型與夜晚型量表」（Morning and Evening Questionnaire，MEQ）來評估不同人的睡眠類型，並將其分為 3 種：清晨型、夜晚型、中間型。

　　形成不同睡眠類型的原因有很多，遺傳因素是重要原因之一，比如極端的清晨型和夜晚型不少都是遺傳導致的。但基因不是唯一原因，人的生物鐘是可以在一定範圍內通過調整生活習慣而改變，例如很多習慣熬夜晚睡的人其實是後天個人原因造成的。這 3 種類型中，中間型的人數最多，他們的作息時間也成為我們制定上下班時間的依據。

　　德國慕尼黑大學的提爾・羅內伯格的科研小組在收集了逾 15 萬人的睡眠習慣數據後發現：儘管每個人的睡眠類型都不同，但為了和社會保持同步，很多人都出現了「社交時差」（Social Jet Lag），即他們會在休息日睡懶覺，工作日來臨時又睡眠不足，每個星期都需要在工作日和休息日這兩個「時區」中不停切換。

　　認識自己的睡眠類型是很有意義的，不但可以因此更清楚地了解自身的睡眠狀況、生活習慣，也能從中找到更適合自己的作息表，以達到更好的睡眠和清醒狀態。現在越來越多公司、機構開始實行彈性工作制，這無疑能夠讓人們在個人生活和工作間找到更好的平衡。

　　美國的睡眠醫學專家邁克爾・布勞斯在《四型生理時鐘》一書中就把睡眠類型形象地比喻成 4 種動物：獅子、海豚、熊、狼。他認為，只用睡覺時間來判斷睡眠情況是不夠的，不同性格的人的睡眠需求和睡眠狀態也不盡相同。

海豚型

- 眠淺易醒，可以在有輕微響動時就起床發出警告。
- 謹慎內向、神經質、聰明。
- 喜歡規避風險、力求完美、有強迫症傾向、關注細節。

海豚睡覺時只有一半大腦處於休息狀態，另一半十分警覺，以此控制游泳、捕食等行為。這種狀態和失眠症患者、多種睡眠者很相似，即他們的大腦不容易放鬆，略帶神經質，睡得很淺，睡眠驅動很低。

熊型

- 最普遍的生物鐘類型，日出而作日落而息，負責狩獵、採摘等工作。
- 謹慎、外向、友善。
- 渴望幸福、安於現狀、避免衝突、包容開放。

熊喜歡遊蕩在山林間，不緊不慢地覓食。超過一半以上的人都屬這一型，白天正常活動，晚上自然疲倦，喜歡玩樂，睡眠驅動高。

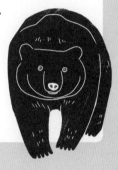

狼型

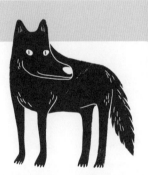

- 晚上有精神，負責在大家睡後值夜班。
- 衝動、悲觀、情緒化。
- 創造力強、喜歡冒險、注重享受、感情強烈。

狼一般在夜晚狩獵，和喜好夜生活的人很像。狼型人一到晚上狀態最好，創造性強，性格外向，睡眠驅動中等。他們很難在早上9點前醒來。這類人自身的生物鐘往往和社會脫節，因為無法早起還經常背上「懶惰」的惡名。

獅子型

- 醒得早，清晨就開始值班巡邏。
- 勤勞、務實、樂觀。
- 成就卓越、正面互動、戰略性強、關注健康。

處於食物鏈頂端的獅子喜歡在早上捕食獵物，和早起型人的作息類似，天性樂觀有幹勁，睡眠驅動中等。他們每天清晨都能精神抖擻地醒來，一直專注地工作到中午，並且在午間達到精力的頂峰。就像獅子喜歡在晨間捕獵一樣，這一型人早上的胃口也很好，但到晚間更是倦得不行，很難享受夜生活的樂趣。

如果你每次入睡都需要很長時間；睡眠途中很容易醒，睡眠質素不好；白天有明顯的倦感；那你可能患上… **失眠**

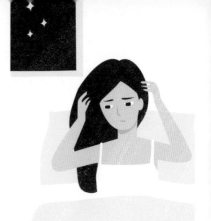

定義

儘管有充足的睡眠機會和環境，仍持續出現睡眠起始困難、比期望時間早醒、睡眠完整性被破壞或睡眠質素下降，並引起相關的日間功能損害。

分類

- 慢性失眠障礙
- 短期失眠障礙
- 其他失眠障礙

誘發因素

- 壓力、刺激源（如親人離世、離異、失業等。）
- 環境因素（如兒童與父母同房、數代人同住、他人到訪等導致睡眠環境不佳。）
- 性格因素（如神經質、完美主義、過度關注健康等。）
- 精神障礙（如焦慮、抑鬱等）、軀體疾病。
- 濫用、依賴酒精、咖啡因或其他興奮劑、藥物。

潛在危害

- 日間功能缺失，影響正常工作、生活。
- 導致精神障礙，誘發抑鬱症、焦慮症、自殺風險增加、酒精和物質依賴、認知功能下降、老人癡呆等。
- 導致軀體疾病，誘發或加重心血管疾病、糖尿病、中風、高血壓、感冒等。

高危人群

- 女性的發病率大於男性。
- 老年人、青少年的發病率大於其他年齡群組。
- 曾有失眠的人，其新發病率大於沒有失眠的人。
- 有家族失眠障礙病史的人，其發病率大於無家族史的人。

治療方法

- 心理治療（綜合的失眠認知行為治療（CBT-I）。）
- 藥物治療
- 物理治療（包括光照治療、重複經顱磁刺激、生物反饋技術、電療法等。）
- 中醫治療（包括中醫辨證論治、針灸治療、電針療法等。）
- 綜合治療

你失眠了嗎？

目前臨床上使用最廣泛的失眠評估量表之一是「失眠嚴重程度指數量表（ISI）」，透過填寫下表，有助我們了解自己的失眠程度。

失眠嚴重程度指數量表

1. 你當前（或最近 2 週）入睡困難的嚴重程度是：

　無（0）；輕度（1）；中度（2）；重度（3）；極度（4）。

2. 你當前（或最近 2 週）維持睡眠困難的嚴重程度是：

　無（0）；輕度（1）；中度（2）；重度（3）；極度（4）。

3. 你當前（或最近 2 週）早醒的嚴重程度是：

　無（0）；輕度（1）；中度（2）；重度（3）；極度（4）。

4. 你對當前睡眠的滿意度是：

　很滿意（0）；滿意（1）；一般（2）；不滿意（3）；很不滿意（4）。

5. 你的睡眠問題多大程度干擾了日間功能？

　沒有干擾（0）；輕微（1）；有些（2）；較多（3）；很多干擾（4）。

6. 與人相比，你的失眠問題對生活質素有多大程度的影響？

　沒有（0）；一點（1）；有些（2）；較多（3）；很多（4）。

7. 你對自己當前的睡眠問題有多大程度的焦慮和痛苦？

　沒有（0）；一點（1）；有些（2）；較多（3）；很多（4）。

\# 請將答案後括號裏的得分相加，0-7 分為無顯著失眠；8-14 分為輕度失眠；15-21 分為中度失眠；22-28 分為重度失眠。

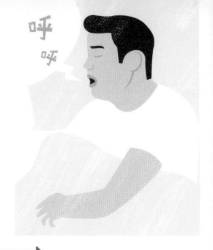

如果你有打鼻鼾；睡眠期間因憋氣而反復醒來；即使睡眠時間長，白天仍感到累。那你可能患有……

睡眠相關呼吸障礙

定義 ▶

以睡眠期間呼吸異常為特徵的睡眠障礙，其中佔比例最多的就是阻塞性睡眠呼吸暫停綜合症（OSA）。

誘發因素 ▶

- 肥胖（高達 60% 的中重度 OSA 是由於肥胖所致。）
- 局部結構異常（如上下顎畸形、腺樣體、扁桃體腫大等。）

潛在危害 ▶

- 睡眠質素下降
- 增加慢性疾病的患病機率

高危人群 ▶

可發生於各個年齡群組

診斷方法 ▶

多導睡眠監測或睡眠中心外監測

治療方法 ▶

- 外科手術
- 佩戴呼吸機（又稱「持續正壓通氣治療」（CPAP 治療）。）
- 佩戴口腔矯治器

兒童阻塞性睡眠呼吸暫停綜合症

誘發因素 ▶

腺樣體、扁桃體肥大和肥胖是造成兒童 OSA 最常見的原因；除此之外有下小頜（即「下巴後縮」）的小孩患兒童 OSA 的風險也很高。

高危人群 ▶

18 歲以下兒童及青少年

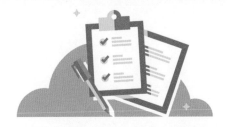

一分鐘 OSA 自查小測試（STOP-Bang 量表）

1. 睡覺時打鼻鼾嗎？

2. 白天容易感覺疲倦嗎？

3. 是否在睡眠過程中被人發現有呼吸停止的現象？

4. 是否患高血壓？

5. 體重指數（BMI）是否大於 35 千克 / 平方米？體重指數＝體重（千克）/ 身高^2（米）

6. 年齡是否大於 50 歲？

7. 頸圍是否大於 40 厘米？

8. 是否為男性？

\# 以上每個問題的回答為「是」，得 1 分。總分低於 3 分為患病低風險；高於 3 分為患病高風險；如果得分達到 5~8 分可能為中到重度 OSA。

應對 OSA 小貼士

控制體重

肥胖是誘發 OSA 很重要的因素之一。堅持運動、合理飲食，將體重控制在健康範圍是預防和改善 OSA 的重要方法。

睡前禁酒

酒精會促使咽喉部的肌肉放鬆，這對於本來咽腔就容易閉塞的 OSA 患者來説更是雪上加霜。

調整睡姿

一般而言，人用仰臥的姿勢睡覺時鼾聲是最大，因為仰臥睡時會增加腹部壓力，限制肺部的呼吸，增加舌後墜阻塞氣道的風險，使呼吸暫停的情況變得更嚴重。但如果把睡覺的姿勢換成側臥，就可以緩解上述的情況。

口腔肌肉訓練

鼻吸氣，口呼氣，呼氣時鼓腮，然後慢慢吐氣。每次 2~5 分鐘，每天堅持 5~10 次可以有效地增強咽、頸部的肌肉力量。有研究指，唱歌、吹奏樂器等方式也能很好地鍛煉咽、頸部的肌肉。

如果你睡覺時會不自覺地抖腿、踢腿；磨牙。那你可能患有……

睡眠相關運動障礙

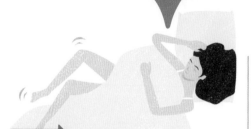

定義
基本特徵為相對簡單、刻板的運動干擾睡眠或入睡。

分類
不寧腿綜合症、週期性肢體運動障礙、睡眠相關磨牙症等。

誘發因素
陽性家族史；遺傳變異；藥物或其他疾病影響。

潛在危害
影響睡眠質素；對日間功能、身體造成損害。

高危人群
不同的睡眠相關運動障礙，高危人群都不同。如處於妊娠期的女性和慢性腎功能衰竭患者患不寧腿綜合症的機率是普通人 2~5 倍。

診斷方法
多導睡眠監測

如果你自身的作息時間與外界作息時間不能同步或長期失調；持續超過 3 個月，甚至出現失眠、嗜睡等。那你可能患有……

晝夜節奏睡眠障礙

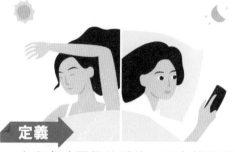

定義
由晝夜時間保持系統、晝夜節律引導機制改變，或者內源性晝夜節律與外部環境錯位導致的疾病。

分類
睡眠 - 清醒時相延遲障礙、睡眠 - 清醒時相前移障礙、輪班工作障礙等等。

誘發因素
基因自帶；不規律的作息時間。

潛在危害
對日間功能、身體造成損害。

高危人群
青少年以及年輕人

診斷方法
睡眠日記和體動記錄儀

如果你每次入睡都要很長時間；睡眠途中容易醒，睡眠質素不好。那你可能患有⋯⋯

中 樞 嗜 睡 性 疾 病

定義

在無夜間睡眠受擾或晝夜節律紊亂的前提下，以白天有明顯的疲倦為主。

分類

一型發作性睡病、二型發作性睡病、特發性過度睡眠、疾病引起的過度睡眠等等。

誘發因素

頭顱受傷；長期睡眠剝奪；未明確的病毒感染潛在危害。

潛在危害

白天過度嗜睡

高危人群

第一個高峰出現在青春期（約 15 歲）；第二個高峰期出現在 35 歲。

診斷方法

白天嗜睡的嚴重程度可以使用主觀評價，如「愛潑沃斯嗜睡量表」（Epwoth Sleepiness Scale）和客觀檢查「多次小睡睡眠潛伏時間實驗」（Multiple Sleep Latency Test）來量化。

如果你有夢遊；説夢話。那你可能是⋯⋯

異 態 睡 眠

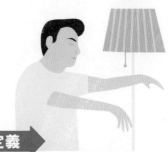

定義

與睡眠相關的各種異常的身體活動、行為、情緒、夢境等。

分類

非快速眼球運動睡眠（NREM）相關異態睡眠、快速眼球運動睡眠（REM）相關異態睡眠等等。

誘發因素

睡眠剝奪；外界壓力。

潛在危害

偶發性的異態睡眠不用過多擔憂，但由此導致睡眠受擾，對精神狀態產生不良影響時，就需要及時就醫。

高危人群

兒童和 35 歲以下的成人

診斷方法

多導睡眠監測

為甚麼你捨不得去睡？

撰文｜秦經緯　插畫｜子丸喜四

最後一秒型熬夜

即使最後限期迫在眉睫，仍然覺得可以再拖一會兒。

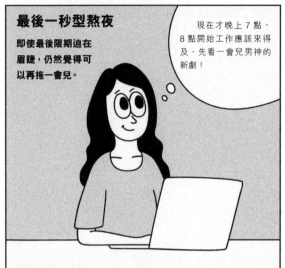

現在才晚上7點，8點開始工作應該來得及，先看一會兒男神的新劇！

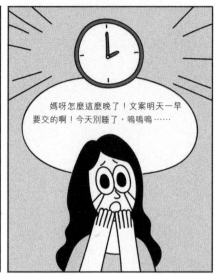

媽呀怎麼這麼晚了！文案明天一早要交的啊！今天別睡了，嗚嗚嗚……

報復型熬夜

忙忙碌碌一整天，到了晚上就想讓屬於自己的時光盡量久一點，再久一點。

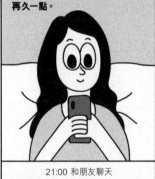

21:00 和朋友聊天

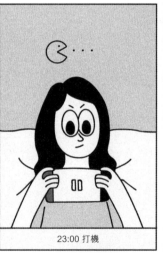

23:00 打機

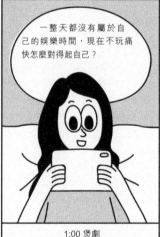

一整天都沒有屬於自己的娛樂時間，現在不玩痛快怎麼對得起自己？

1:00 煲劇

獎勵型熬夜

覺得自己白天的生活很充實，晚上要獎勵自己盡情放縱。

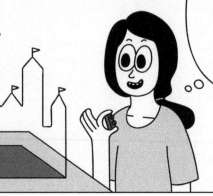

最近的工作都完成得不錯，老闆還特地跑過來表揚我，今天不砌完這個城堡就不睡！就當獎賞自己好了～

夜貓型熬夜

只要男友願意，跳一個晚上
也不是不可能，越夜越美麗。

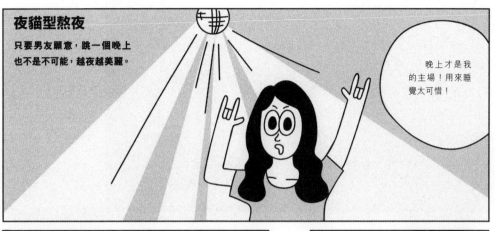

晚上才是我
的主場！用來睡
覺太可惜！

不着急型熬夜

睡前要做的事總有無數件，偏偏每件事還都要
做得慢條斯理、一絲不苟。

哎呀！都快 11 點了，
可我還沒洗澡、收拾屋子、
澆花……

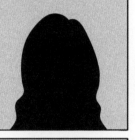

天啊！快 3 點了！

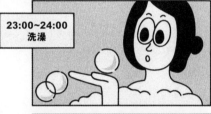

23:00~24:00
洗澡

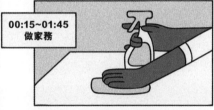

00:15~01:45
做家務

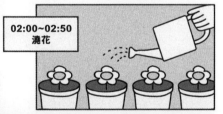

02:00~02:50
澆花

懶得動型熬夜

一旦找到了一個合適的姿勢就會變成雕像，
尿急都懶得去廁所。

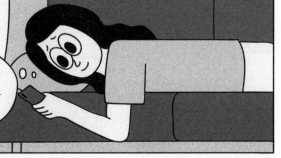

就這麼躺着一邊玩手機、
一邊看電視太舒服了，讓我一
直爽下去吧……

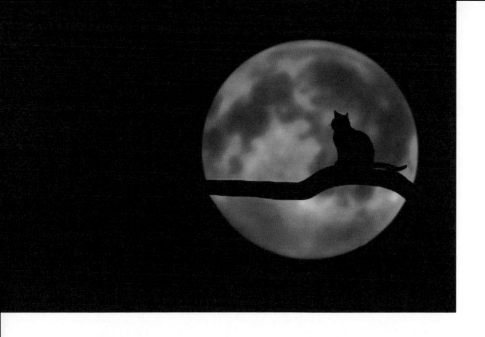

你為甚麼拖着不睡？

　　在編寫本書之前，我們曾發佈一份關於睡眠習慣的調查問卷，在 1477 份有效問卷中，96% 的用戶表示自己有熬夜經歷，其中「經常熬夜」的逾一半。而在經常熬夜的組別中，僅 10% 的人是因為客觀原因被動熬夜，其餘都是主動熬夜，而且近 1/3 人表示自己並不想熬夜，但一到晚上就拖着不想睡。

　　這種「不想熬夜，但就是拖着不睡」的行為正是標準的「晚睡拖延」。這一概念由荷蘭烏得勒支大學臨床與健康心理學系的福勞爾・克魯塞（Floor Kroese）於 2014 年提出，它指的是一種在沒有客觀因素的阻力下，不能按時上床睡覺的行為。而有晚睡拖延的人，在其他事情上也容易拖延，它是拖延症的一種。

熬夜不好，但快樂？

　　克魯塞發現自控力愈差、責任心愈低、精力愈差、衝動性愈高的人愈容易拖延；自控力是最關鍵的一個因素。從表現上看，自控力不足導致的拖延有兩種：一種是無法停止有趣的活

動，一種是無法開始做某事。前者是積極型的拖延，因為忙於做其他事而一拖再拖；後者是消極型拖延，由於沒有足夠動力去做另一件事，只願保持現狀不想被打擾而導致拖延。

拖延行為一般都是因為不想開始討厭的任務產生的，愈無聊、愈討厭的事情，愈容易引發拖延。在晚睡拖延的原因中，最普遍有兩個：睡前準備和第二天的到來。「我不是不想上床睡覺，但一想到還要洗澡就懶得動了。」有這種想法的人並不是不想睡覺，而是不願做煩瑣的睡前準備：洗澡、護膚、整理第二天需要用到的東西⋯⋯但他們又覺得必須做完這些事才能上床睡覺，於是就一直拖到眼睛都睜不開才不得不起身，等到真正躺到床上時，夜已經很深了。

皮爾斯・斯蒂爾（Piers Steel）在《拖延的本質》中說過，我們更願意從事短期內更愉快的任務，即使長期來看對自己有害；而對於即將到來的任務來說，任務本身愈無趣，我們就會愈拖延；同時，拖延行為會隨任務量的減少而減少。睡前準備工作相比玩手機、煲劇而言，是無趣的，因此即使知道熬夜不好卻很難停止。

還有一種睡前拖延的原因，就是因為抗拒第二天的到來而不願意去睡。第二天意味甚麼？早起床、趕上班、送孩子上學等等。由於睡覺過程基本是不受自己控制的，「上床睡覺」就和「不愉快的任務」建立關聯；因此，相對而言自由愉快的睡前時間就變得更加寶貴，能多拖一會就能多享受一會。

「去他的」效應

有心理學家曾經帶領研究小組做了一個「去他的效應」實驗：正在節食的被試者在吃了高熱量食物後，會比不節食的被試者吃下更多東西 ── 他們在進食量已經被迫超過自己每天的定量後，乾脆放棄控制飲食，徹底放縱自我。

夜愈深，晚睡拖延往往就會愈嚴重也是一樣的道理。如果因為某些客觀原因錯過上床時間，反而會更不着急睡覺 ── 既

然已經比計劃晚了好多，乾脆一次熬個痛快，大不了明天早點上床，這正是典型的「去他的」效應心理在作祟。

晚睡拖延相比於其他拖延行為更容易產生「去他的」效應，這是因為自控力是需要消耗能量的，而睡前正是我們能量最低的時候，因此想要自我約束會比在精神狀態好的時候困難許多。

熬夜熬掉的不只是睡眠 還有未來

據調查，在有拖延行為的人群中，94% 都認為拖延症給自己的生活帶來負面影響；對於晚睡拖延來說，影響可能更深，這是因為失去的睡眠是很難補回來，而長期缺乏高質素、充足的睡眠會直接影響我們生活以及身心健康。

從今天開始，與晚睡拖延症說再見

如果你已經下定決心要作出改變，不妨試試下面這些方法：

增加睡前準備工作的愉悅感

與其把睡前工作當作不得不做的任務，不如將它變得有趣一些，例如準備明天要穿的衣服時多試幾套搭配，給自己正面的心理暗示，不論是自拍、發給朋友圈等都會令人開心。得體美觀的穿着也能立刻收到他人的稱讚和自我滿足感，這本身也是一種獎勵，及時的獎勵可以令拖延症減輕。

利用恐懼的力量

不論是短期目標還是長期計劃，熬夜都是阻礙你完成它們的巨大障礙，放不下手機時請想想這些，你就向自己的理想邁進一步。

記住良好的感覺

你上次精神百倍、不熬夜是甚麼時候？當時的感覺是否很好？反覆回憶那種感覺，加強它的記憶，暗示自己還需要更多這種美好的狀態，你會驚訝地發現，大腦真的可以接收暗示，從而幫助你從拖延的泥潭裏走出來。

堅持運動、冥想和正念訓練

這些行為可以讓大腦的前額皮質的執行功能變得更好，增強自控力，讓大腦更容易做出克服困難的任務，例如不拖延的決定。

我們會在自己有把握控制風險的事情上拖延，如果後果難以承擔，反而會變成一種「恐懼的力量」，敦促我們盡快完成，不敢再拖。那麼熬夜的後果又是甚麼呢？除了令第二天精神欠佳、反應遲鈍，還會引發各種疾病如高血壓、糖尿病等。熬夜也許會帶來短暫的快樂，但為此要承受如此多的風險，值得嗎？

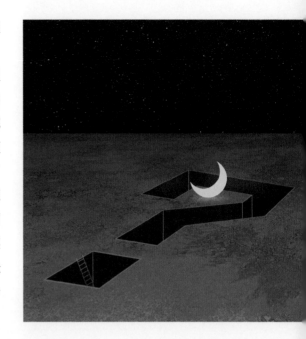

到家別坐下，先做無趣煩瑣的事

對於喜歡拖延的人來説，一旦坐下就很難起來，而是開始先做家務。如果每天堅持的話，工作量也不大，一會兒就能做完，這樣睡前任務清單中就少了一項，而拖延症也會隨任務量減少而減少。

緩一會兒再做

在無法停止熬夜、放不下手上正在做的事情時，不要強迫自己停止，而是停幾分鐘，告訴自己暫停一會，如果還想做就接着做，不想就上床睡覺。在短暫的中斷後，我們可能就不想再繼續做之前的事了。

嘗試低碳水飲食

有研究指，攝入過多高血糖指數的食物會讓人更快疲倦，以及造成血糖不穩定，導致出現失控行為。

做得再少也比不做要好

即使已經很晚也別自我放棄，凌晨 2 點睡比 3 點睡早些。一週哪怕只有一天按時上床，也比愈拖愈晚好。晚睡拖延不是一天形成，所以想要解決也非一日之功，別給自己太大壓力。比如，每天提前 15 分鐘去睡覺，即使中間做不到也沒問題，以一週為單位或更長的時間，而不是一天來看，只要總趨勢是越來越早，就好了。

改善

想要在睡前讓身心徹底放鬆下來，
我們需要一個「放空」的大腦，
既平靜又放鬆，而如何放下壓力、焦慮，
對很多人來說需要刻意練習。

如何改善你的睡眠？

撰文｜秦經緯

　　剛吃過午餐的你坐在會議室，目光雖然落在筆記上，大腦卻漸漸放空。而講者單調的聲音、從冷氣吹出的涼風讓你的眼皮越來越沉……即使晚上睡不好的人，也可能有過類似上述的經歷，而睡好覺的秘訣，也正隱藏其中。

　　放鬆又平靜的大腦、舒適的客觀環境是決定我們能否更順利、迅速入睡的關鍵因素。遵循這個思路，我們將在這章節談談改善睡眠環境和放鬆身心的方法。首先，如果想在晚上睡好覺，白天的行為最重要；因為飲食、運動、工作都會直接影響你的睡眠質素。

　　此外，要在睡前讓身心徹底放鬆，需要一個「放空」的大腦——既平靜又放鬆，做好進入休息狀態的準備。而壓力、焦慮正是導致不少人無法關閉大腦「開關」的元兇，希望大家找到方法正視它們、放下它們、讓它們得到舒緩。

　　英超曼聯的御用運動睡眠教練尼克・利特爾黑爾斯（Nick Littlehales），曾經擔任英國睡眠協會會長和斯林百蘭（歐洲最大的舒眠集團）的營銷總監，也是第一個將「睡眠修復室」引進曼聯訓練基地的人。他認為，我們應該在家中打造一個睡眠修復室。

　　既然睡眠佔了生命中 1/3 的時間，意味我們一生中有 1/3 的時間在這個「睡眠修復室」中度過，因此，如何選擇放置家具就變得很重要。甚麼樣的床品、床褥更好睡？

　　同時，一些平時我們經常忽視的因素，包括睡房的光線、聲音、溫度、濕度等，其實對睡眠都有不同程度的影響，對它們加以改善會有立竿見影的功效。

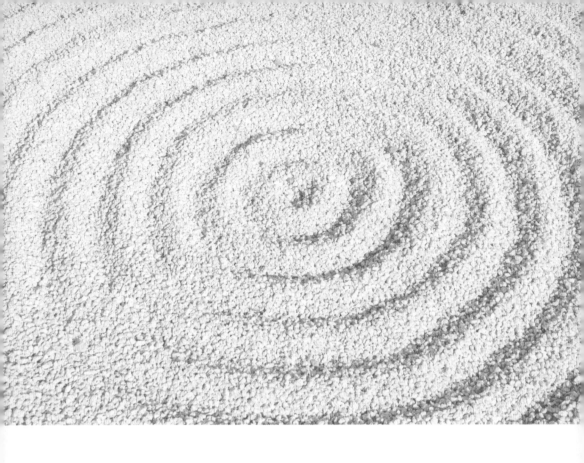

讓自己放鬆下來

撰文｜Tinco　　插畫｜Judy

　　對忙碌而緊張的都市人而言，如何讓自己放鬆下來，成了一種需要學習的技能。「我的身體明明很累，但大腦為甚麼就是不讓我睡？」看完這篇文章，或許你能理解背後的原因，並且學會讓自己放鬆下來的方法，心平氣和，遠離失眠。

對壓力無意識 讓你身心俱疲

　　當我們說「壓力好大」時，到底在說甚麼？你可能會想到，壓力大概就是做不完的工作、追不上的樓價……但為甚麼同樣的事情，不同的人有不同的反應？

　　漢斯·塞萊博士在 60 多年前，首次定義了壓力在生理學中的概念。他認為，壓力是反應，而不是刺激。也就是說，學業、工作、樓價等，都是可能引發壓力的刺激（塞萊稱之為「壓力源」），而你對這些刺激的反應，才是壓力。

　　僅僅是一個邏輯上的辨析，就可能改寫壓力對你的意義：潛在的壓力源並不一定產生壓力，而如何感知當下，以及如何應對刺激，才決定你會感受到多大的壓力。當對壓力無意識時，機體會作出的習慣性自動反應是逃避、壓制和防禦，在內心深處內化壓力。最終，壓力會封閉我們體驗內心寧靜的能力，使人持續處於一種「高度警覺」的狀態中，無法放鬆。

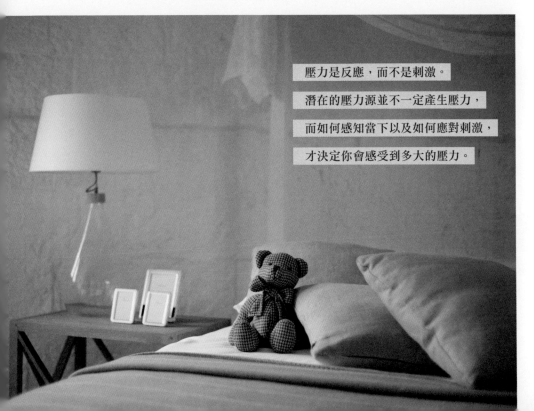

壓力是反應，而不是刺激。

潛在的壓力源並不一定產生壓力，

而如何感知當下以及如何應對刺激，

才決定你會感受到多大的壓力。

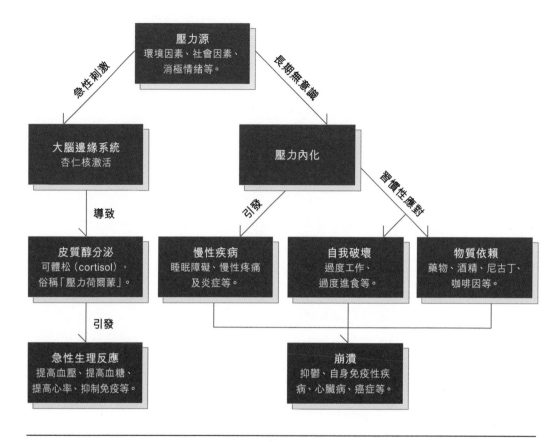

壓力內化對身心健康的影響

好像，有人會不停地埋頭工作，用忙碌來填滿時間，甚至忙到睡前的最後一刻，大腦依然活躍地思考工作。這背後無意識的部分，可能是內心深處不願意面對生活的其他方面，以及對自己健康的忽視。

壓力絕不僅是一種心理活動，越來越多的科學研究證明，壓力會對神經系統、免疫系統造成影響，帶來疾病風險。

我們必須接受，壓力是每個人生活中極其自然的一部分。你愈是無視它、對抗它，它對你造成的傷害可能就愈大。要想讓自己能夠放鬆下來，首先需要學習的就是對壓力從無意識到有意識。哪怕只是覺知和抱持壓力，不做任何其他應對，此刻你的狀態就已經開始改變。

進入當下 從呼吸開始

　　當我們試圖從壓力中掙脫出來，不斷告訴自己「不要有壓力！」或許是最徒勞的做法。那應該怎辦呢？你可能需要轉移注意力，從大腦的思維轉向身體的感受，從判斷、分析、回憶、思考轉向關注當下。

　　埃克哈特·托利在《當下的力量》中，把這種狀態稱為「臨在」（Presence）──「通過向當下臣服，我們才能找到力量的泉源，發現平和與寧靜的入口。在那裏，我們放下焦慮和壓力，獲得內在的智慧和真正的喜悦。」當我們停止思維，不再回憶過去也不再擔心未來時，我們就離自己的身體和感受更近一步，也離平和而寧靜的內心更近一步。

　　關注當下最直接的方法，就是覺知你的呼吸。當你的呼吸短淺、急促時，你可能正處於焦慮和壓力中；當你無意識地屏住呼吸時，可能受到突然的刺激和驚嚇；當你能平穩而均勻地呼吸時，通常也是心平氣和。

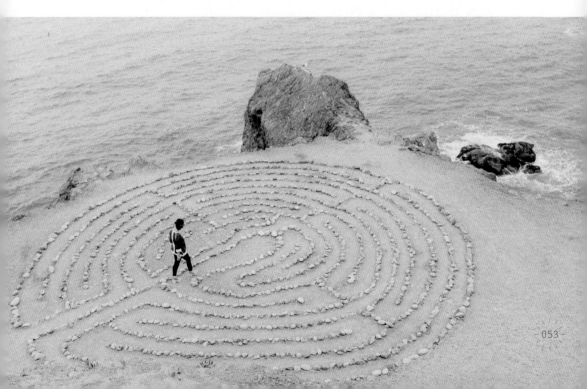

呼吸訓練：橫膈膜呼吸

現在你可以跟着以下文字，來做呼吸練習，感受一下身體最自然的呼吸模式 —— 橫膈膜呼吸。

1 首先做一個穩定的姿勢，讓頭頸和軀幹保持一條直線。如果脊柱彎曲，會限制橫膈膜的運動。你可以坐着，這樣更易保持清醒；也可以平躺，這樣能更明顯感受到腹部的起伏。

2 不斷觀察和覺知氣息在體內是如何流動，呼氣與吸氣的時間是否接近，整個過程是否均勻、順暢、沒有停頓，呼與吸、吸與呼之間是否無意識地憋氣，你能否平穩地控制它的節奏。

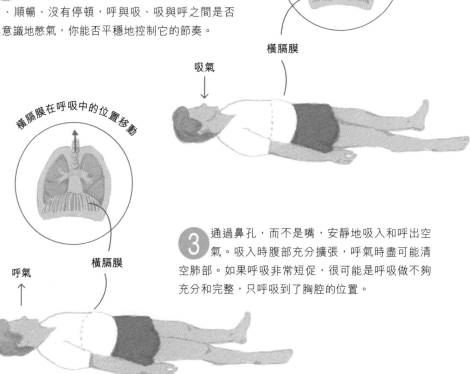

橫膈膜在呼吸中的位置移動

吸氣

橫膈膜

橫膈膜在呼吸中的位置移動

呼氣

橫膈膜

3 通過鼻孔，而不是嘴，安靜地吸入和呼出空氣。吸入時腹部充分擴張，呼氣時盡可能清空肺部。如果呼吸非常短促，很可能是呼吸做不夠充分和完整，只呼吸到了胸腔的位置。

此時，你有沒有感受到僅僅是片刻的呼吸練習，身體就已經變得比之前更放鬆呢？其實，從出生的那一刻起開始，我們就無時無刻不在呼吸，但很少如此專注、投入地去覺知呼吸。想讓身心找到專注而放鬆的狀態，在睡前讓大腦從緊張中解脫出來，試試去覺知你的呼吸吧。

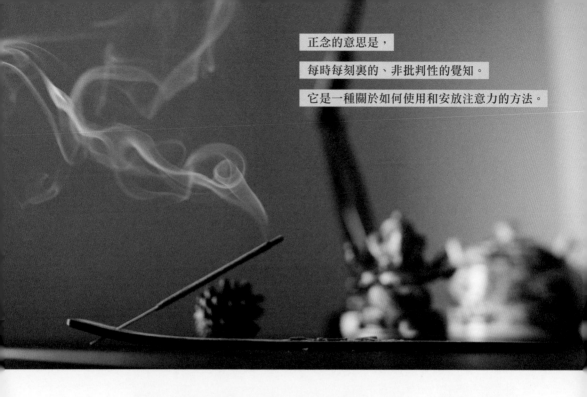

正念的意思是，

每時每刻裏的、非批判性的覺知。

它是一種關於如何使用和安放注意力的方法。

科研最多的冥想：正念

正念冥想（Mindfulness Meditation）是佛學中培育覺知的方法，麻省理工學院分子生物學博士喬恩·卡巴金（Jon Kabat-Zinn）40 年前便創辦了「正念減壓課程」。結合大量的臨床案例，用去宗教化的語言，讓更多人體驗這種可以運用到日常生活中的冥想方式。

正念的意思是，每時每刻裏的、非批判性的覺知。它是一種關於如何使用和安放注意力的方法。不需要借助外力，只需要自己練習就可。而練習正念好像我們健身時鍛煉肌肉一樣，練習得愈多，就會變得愈強健，身體也更加柔韌和富彈性。事實上，在美國主流的商界、創業公司和互聯網圈，正念已經頗為流行，谷歌公司就有一門為員工設計的正念冥想課程，叫「搜尋內在自我」。回到正念的定義，理解「每時每刻」、「非批判性」和「覺知」這三個詞的含義，或許你就已經找到和壓力相處的方法。

「每時每刻」的意思是全然在當下，身心所體驗到的一切；抱着「非批判性」的態度去覺察當下，不是我們的大腦不能有批判，而是我們不能被批判牽着鼻子走，不要試圖反應或改變，只需要保持清醒和覺察；「覺知」意味一種有意的關注，把注意力導向某一個對象或目標，它可以是你身體的疼痛、內心的感受、腦海中的某一個念頭等。

卡巴金博士曾分享自己是如何應對睡眠困難：「先是在床上翻來覆去、心煩意亂，直至意識到我真的睡不着，這時我可以做的是正念冥想，去仔細地觀察究竟是甚麼這樣迫切和困擾，讓我遠離平和的睡眠。或取而代之，平躺在床上練習身體掃描。有時候，冥想半小時可以讓思維平靜下來，就可以重新回去睡覺。另有些時候，它會引領我去做一些其他的事情，例如做計劃、讀書、聽音樂、散步、出去兜風，或者只是接納事實，用覺知擁抱它們而不需要對它們做任何事情。」

擺脫失眠需要覺知

用這種方式對待失眠，需要你認識並接受這個事實：不管你是否喜歡，你已經醒了，強迫自己趕緊睡着也無濟於事，為甚麼不乾脆徹底覺醒？僅僅依靠抱持覺知中所發生的一切，你已經改變了整個情境的基調。卡巴金說：「當我不再嘗試回到床上睡覺時，腦子會立刻鬆弛下來，代之以集中精力，盡可能地利用這一珍貴禮物，把這份特別的時光作為對自己的饋贈。」

只是不帶批判去覺察各種現象和念頭，接納它們已經發生在自己身上，就已經更少地被不適、疼痛和情緒所控制，我們可以更清晰地看清事情的全貌。正念的運用也早已延伸到對抑鬱症的防治、孕婦的分娩、青少年行為研究等領域。現時已經有越來越多醫生和治療師把正念運用到睡眠障礙的治療中。有醫生就把正念和認知行為療法相結合，用「不吃藥」的方式幫助許多患者擺脫失眠的困擾。

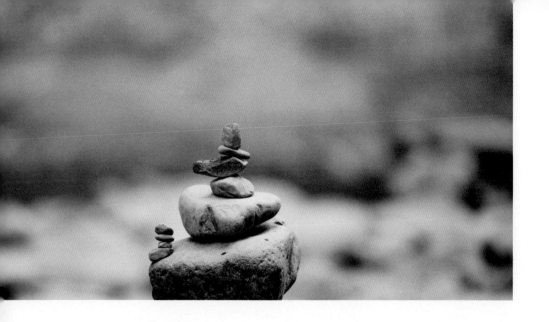

邊修行邊減壓：瑜伽

　　當提到能讓人減壓、放鬆的運動時，瑜伽是許多人最先想到的運動，它在全球備受歡迎。現在更有許多細分的流派，如流瑜伽、哈達瑜伽、陰瑜伽、艾揚格瑜伽等，着重體式、康復、力量等不同需求的訓練。

　　但如果把瑜伽理解為一種運動，或許就是對它最大的誤解。瑜伽科學的奠基者帕坦伽利在《瑜伽經》裏，將瑜伽修行歸納為「瑜伽八支」，其中坐姿（āsana，也有翻譯為「體式」）只是其中的一支。如果追根溯源來看，它可以被理解為一套探究世界和人心本質的修行方法。

　　當然，即使不那麼深究瑜伽背後的哲學，只是練習瑜伽的體式、呼吸和冥想，就已經會對身心有極大的益處。有研究指，通過磁力共振掃描技術發現，練習瑜伽可以增加大腦海馬體和前額葉的灰質體積，以及增加大腦的褶皺，這就説明你的專注力、情緒控制力和自我感知力都變得更強。而且運動本身也會促進大腦分泌內啡肽，有鎮靜、止痛、調解心血管功能的效果，讓人感覺更幸福。

瑜伽八式

外支

瑜伽學習者可以
練習的部分

制感

pratyāhāra
控制感官，從向外關注轉到向內關注。

調息

prānāyāma
控制和延長呼吸

坐姿

āsana
舒適且能長久保持的姿勢

遵行

niyama
改善內心的環境

自製

yama
遵守外在的行為規範

內支

學習者練習後可
以產生的結果

專注

dhāranā
意識集中在一點

沉思

dhyāna
意識長久地集中，不受外界干擾。

入定

samādhi
意識進入空靈，體悟生命的最高智慧。

睡前做瑜伽

每個動作保持 3 至 5 個呼吸，幾分鐘就可以讓身體更放鬆、讓大腦感到平靜。

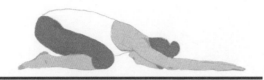

1 動作要點：跪坐在腳後跟上，拇趾併攏，雙膝與髖同寬，吸氣；身體向前折疊，呼氣，胸部落於膝蓋上，額頭置於瑜伽墊上；向前伸展手臂，放置於頭頂部。〔注意：中心完全放在雙腿上，充分延展你的脊柱。〕

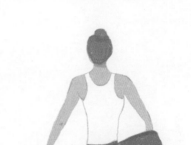

2 動作要點：盤腿坐；吸氣，雙手抬高，掌心相對；呼氣，向左側扭轉，同時雙手下落，右手扶住左側膝蓋，左手輕輕撐地；吸氣，還原，兩手抬高，掌心相對，做另一側扭轉。〔注意：下半身保持盤腿坐，不要隨軀幹的轉動而轉動。〕

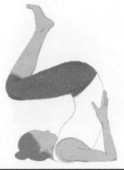

3 動作要點：屈膝，雙手輕輕扶住臀部的後側方，呼氣，然後做向後翻滾；向後翻滾至大腿與地面近乎平行，小腿和大腿之間呈 45°夾角；用手輕輕扶住腰的後側方，保持平衡。〔注意：不要靠身體的慣性做翻滾，學會用腹肌和背部的力量來控制。〕

4 動作要領：平躺，雙臂伸直，掌心朝上，自然放在身體的兩側；雙腿自然分開，雙腿和雙腳可以微微外旋；自然均勻地呼吸，可以有意識地進行身體掃描，放鬆身體的每個部位及大腦。〔注意：完全放鬆，肌肉不要有任何形式的緊張（可能還沒等你掃描完身體的每個部位，就已經睡着了）。〕

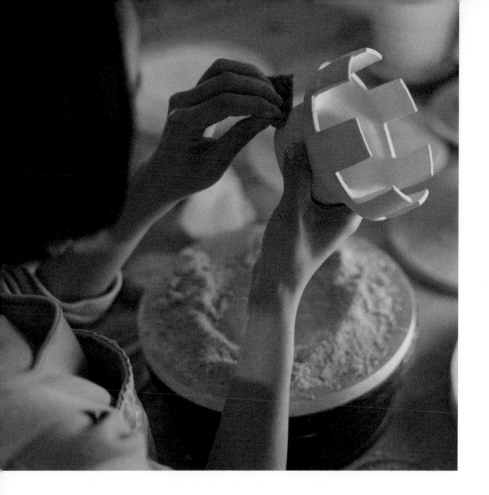

學會和自己相處
重獲一夜好眠

撰文 / 圖片提供 ｜ Ingrid　　編輯 ｜ 舒卓

在談我的故事之前，我要先講講我的失眠領路人，她是我遇過失眠最嚴重的人 —— 我的第一任老闆。

她在一個國際出版集團身居高位，擁有令人羨慕的事業和地位。每日都光鮮亮麗，是同事口中的人生勝利組，她在最高級的寫字樓俯瞰這個城市，同時也享受常人所不及的優越生

活。但在不為人知的深夜，嚴重的失眠伴隨她將近 20 年，後期連安眠藥也起不到作用，她遍尋名醫，嘗試過各種偏方，但都無法讓她安睡。

她對生活非常自律，不煙不酒，定時運動，從不遲到，一貫自信優雅。可她在美好的職場形象下卻一直承受失眠帶來的身體問題，如腸胃脆弱、腰椎勞損、皮膚常常敏感發紅，即使每天忙碌到精疲力盡也還是徹夜睡不着。

放鬆是一種能力

可是生活偏偏不能如願，似乎每個人身邊都有不少這樣因為過得「太好」反而睡不着覺的人，讓自己看起來「精緻而完美」是不是消耗了太多精力，讓我們的身體失去放鬆的本能？

我雖然算不上嚴重失眠，實則藏起脆弱和無助，單靠物質已經無法填滿內心，壓力與精神匱乏帶來的問題隨時浮現。剛工作時，我不能理解為甚麼老闆每天都這麼累還是失眠。工作上我緊隨這位「完美」老闆，學了做事的本事，但也「學」來了失眠的煩惱。後來我開始躺在床上輾轉反側，難以入睡。

我曾一度認為是自己不夠優秀、不夠努力，於是便加倍努力，還辭了職出國深造，以為這樣就能達到想要的地位。可是回來後，我發現這些所謂的提升並沒有讓我更踏實、更快樂，反而加重了我對生活的焦慮和不安。

我又陷入新一輪的惡性循環，尤其是夜深人靜時。有段時間，我甚至有點恐懼上床睡覺這件事，躺在床上歎氣，愈歎愈覺得心緒不寧，於是半夜不停起床去洗手間，無法平靜放鬆地睡覺。這種狀況持續了大半年，睡覺這件原本意味舒適休息的事情，卻成了我生活中的一大障礙。

也許問題從來都不在表面，而出在我們的心裏。於是我決定重新思考甚麼是真正有質素的生活，而不是活在別人的眼光和期待中。

瑜伽帶來療癒作用

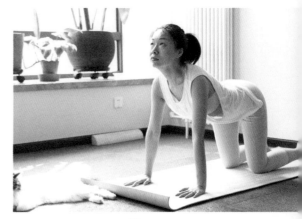

我開始嘗試做手工刺繡、陶藝和烘焙，好好做餐飯、認真讀本書、去戶外行山露營……這些看似沒甚麼用的事，卻在一定程度上緩解了我的焦慮感，也讓我能夠卸下偽善的面具，與人真誠地交流，回歸到簡單真實的生活中。心理狀態的改善起始於更有覺知地去面對生活中的難題，而不是通過逃避、壓抑或用更多的物質來短暫麻醉自己。

也許是機緣巧合，我的心理狀態調整之後，更容易發現身邊能夠給自己帶來幫助的人和事，我遇到了扭轉睡眠狀態的運動——瑜伽。

搬家後，想通過運動來改善體力，但附近的健身中心人滿為患，於是就在別處找到瑜伽工作室，嘗試了一節私教課。起初，我對瑜伽並不抱期待，因為以前在健身房上過的瑜伽課效果不好，不但感受不到給身體帶來的好處，甚至覺得無聊。但這次遇到的瑜伽教練，從第一句問候開始，就讓我覺得很舒服很放鬆，她的聲音溫柔徐緩，身體嬌小步態輕盈穩健，讓人毫無壓迫感。

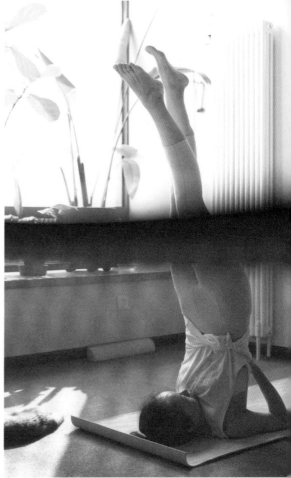

投入在瑜伽中讓我更好地感受當下。

身為貓奴的我一下找到了熟悉的安全感 —— 感覺這位老師就像能夠治癒煩惱的貓咪。我想這也許是瑜伽帶給她的氣質，這令我愛上了瑜伽。

首先，老師讓我躺下，保持順暢的鼻吸、鼻呼，然後開始給我揉肚子，因為只有把腹部的筋膜都揉開，氣息才可以繼續向下走。這時她把手用力按壓在我的胸口，避免我用胸腔呼吸；我嘗試深長地吸氣，有意識地降低胸骨，讓氣息通過腰腹兩側，到達骶骨，然後再緩慢地呼出。這個過程重複 10 多分鐘後，才開始進入體式的練習。

用心呼吸 細味生活

瑜伽給我一個深入觀察自己身體的機會，我發現自己的胸骨異常地突出，而且因為長期的焦慮和失眠，我的呼吸變得十分短促，常常會有一種喘不過氣來的憋悶感。原來不正確的呼吸不僅影響睡眠，甚至會改變面部和骨骼結構，用心呼吸，使我第一次感受到關注自我與內在的強大力量。通過控制呼吸，可以有效地降低心率和血壓，使壓抑和焦慮感也隨之緩解。每次用心專注練習，即使是簡單的幾個動作也會大量出汗，讓身體感到輕鬆。

藥物或心理學家的幫助或許能起到短暫作用，但只有「自救」是最基本的辦法。瑜伽室裏有一位學員儘管是資深的兒童心理學家，可是她自身卻有嚴重的失眠問題，甚至很難有體力給自己的孩子讀完一本故事書。後來她每天都堅持一小時的瑜伽練習，體力和睡眠都有了明顯的改觀。身體自主地探索放鬆的感覺，並非借助外界的力量被動接受，達到的效果是更持久和顯著的。

經過長期的瑜伽學習，我不僅大大改善了睡眠問題，更通過一次次的練習，感受到身體深層次的放鬆和內心的平靜。原來我一直忽略了與自我的對話，在浮躁、訊息過剩的社會中生存，向內的探索往往比向外的求取更有意義。

雖然瑜伽對身體的改善是逐步而緩慢，需要通過長期堅持才能看出效果，但是它能起到其他運動難以取代的作用。看似效率低的事情，也許才是真正有益身心健康的，只是我們需要更多的耐心善待自己。通過瑜伽，我也真正理解到「享受疼痛」這句話的含義，不僅在訓練時讓身體適當承受壓力和痛感，獲得耐力與專注力；更是讓自己的精神去適應這種疼痛與忍耐之後，油然而生的踏實和滿足。慢慢地，我可以順利入睡了。

　　近幾年來，我最大的「成就」可能就是重獲嬰兒般的睡眠。生活依舊不輕鬆，我只是逐漸學會和自己的身體好好相處，尋找到自我放鬆的方式，學會了心靈層面的「斷捨離」。

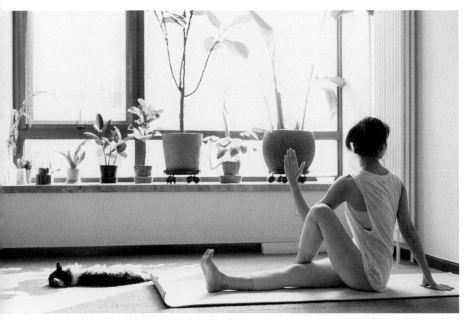

和貓咪安靜地待着，享受陽光，享受瑜伽，是我日常必備的「娛樂」項目。

營造舒適的睡眠環境

撰文｜高龍　　插畫｜Judy

　　如何在不借助藥物的情況下改善自己的睡眠？也許在嘗試各種療法之前，你可以先試着改變一下自己的睡眠環境。

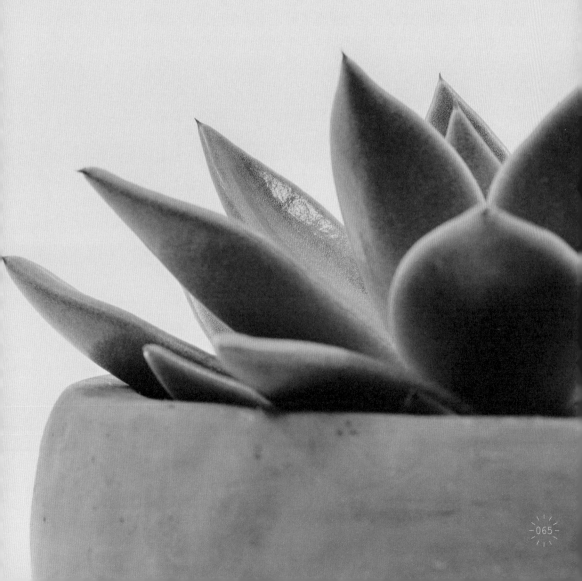

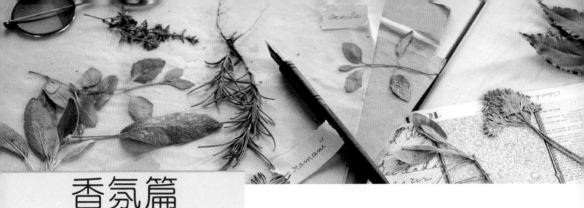

香氛篇

氣味如何影響睡眠？

雖然目前生物學界對於嗅覺機制還沒有統一說法，但有一個觀點卻是一致肯定：嗅覺系統與負責情緒和記憶的大腦邊緣系統高度重合。也就是說，氣味就是通過影響我們的情緒和記憶來影響睡眠。

德國海德堡大學曼海姆醫學院的研究人員發現，睡眠環境的氣味會影響我們夢的情感色彩。睡在有香味的環境中，可以獲得積極的夢的體驗，而睡在有臭味的環境中會使人做噩夢。美國西北大學也有類似的研究結果，指出香甜的氣味可以增加快速眼動睡眠和深度睡眠的時間。

如何通過氣味改善睡眠？

關於通過氣味改善睡眠，很多人想到的就是蠟燭香薰。事實上，蠟燭香薰屬於空間香氛產品的一種，通過使用香氛產品來改善睡眠又屬於整個芳香療法的一部分。所謂「芳香療法」，就是利用天然植物精油的不同特性來調整身體狀況。天然植物精油不僅分子小，揮發性高，可通過鼻腔黏膜中的嗅細胞將嗅覺訊號傳導至大腦嗅區，再通過大腦邊緣系統調節情緒，以及身體的生理功能，進而起到安撫情緒和促進睡眠的效果。從工作原理來說，包括蠟燭香薰在內的所有室內香氛產品都屬廣義上的芳香療法。

▎空間香氛產品

常用的空間香氛產品主要為藤條香薰和蠟燭香薰兩種。

藤條香薰 --

優勢

- 可以通過增減藤條的數量來控制香氣擴散的快慢；
- 香薰液用完後還可更換；
- 壽命相對較長，500ml 通常可使用 3~6 個月。

注意事項

- 香氣會逐漸變淡，需要定期翻轉或更換藤條；
- 因為香薰液中會額外添加化學溶劑以方便揮發，所以盡量購買知名品牌，確保香薰液的高品質和安全性。

蠟燭香薰 --

優勢

- 搖曳的燭光帶來溫暖的意象和浪漫的氛圍，儀式感更強；
- 相比無火香薰，燃燒讓蠟燭的擴香更均勻。

注意事項

- 燃燒時間最好超過 1 小時，以防蠟燭中間出現凹陷，但不要超過 4 小時，以防出現黑煙；
- 每次熄滅後，建議將燭芯修剪至 1 厘米，以防下次點燃時出現黑煙，同時蓋好杯蓋，以防落灰；
- 因為蠟燭燃燒會消耗氧氣，所以並不建議在睡房使用；如果喜歡睡前使用，需要確保空氣流通。

兩者各有利弊，但綜合擴香、壽命、便捷度和安全性，最適合在睡房內助眠使用的還是藤條香薰。相比之下，蠟燭香薰更適合間中使用，結合香氣和蠟燭本身的儀式感，達到紓緩心情和排解壓力的目的。另外，香薰機因為兼具加濕功能也有不少受眾，不過考慮到可能存在的運行噪音和易生水垢等弊端，並不建議晚上助眠使用。

香氣類型的選擇

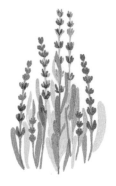

薰衣草

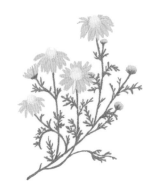

洋甘菊

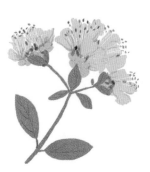

馬鬱蘭

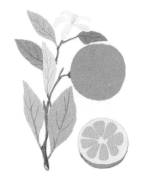

苦橙

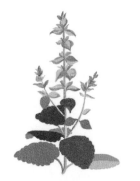

快樂鼠尾草

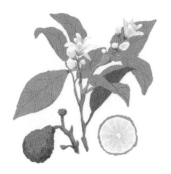

佛手柑

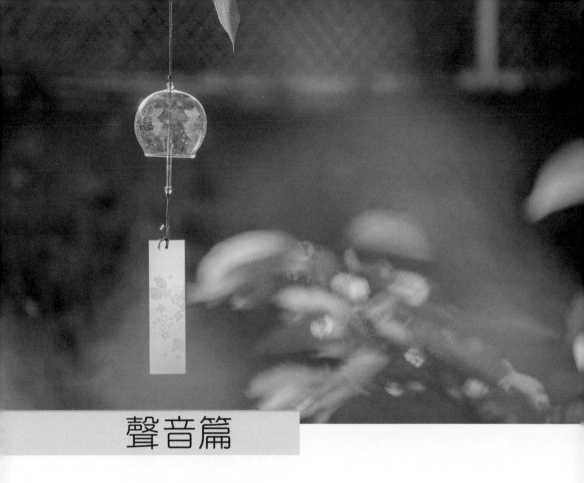

聲音篇

聲音是如何影響睡眠？

　　我們都知道太吵會影響睡眠，比如鄰居的吵架聲、夜間的施工聲；但有時過於安靜也會讓人睡不着，比如門窗緊閉的室內。我們也發現，在環境嘈雜的火車上，我們往往睡得又快又香；但如果嘈雜的環境中突然出現了嬰兒的哭聲，我們又會變得想睡卻睡不着。

　　上述情況，形象地展示了聲音是如何影響睡眠。研究發現，不僅突如其來的響亮或刺耳的聲音會導致覺醒，過於安靜的環境也會讓人產生焦慮和不安，甚至導致睡眠潛伏期延長。相反，持續、穩定、無規律的背景噪聲反而可以幫助入睡，同時改善睡眠質素。

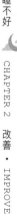

如何通過聲音改善睡眠？

了解聲音是如何影響睡眠之後，我們就可以針對性地通過聲音改善我們的睡眠。

首先，盡量避免睡眠環境過於安靜。同時，也要避免出現以下 3 種噪聲：

① 響亮或刺耳的聲音，如貨車駛過的聲音、警車聲等；

② 有節奏的聲音，如鐘錶指針走動的聲音等，因為在睡着前人是清醒的，人們受節奏的誘導會無意識地意念跟隨，關注節奏的循環並預見下次的出現，使大腦無法得到放鬆；

③ 帶一定訊息的聲音，如樓梯內的腳步聲、電視的聲音等，它們同樣會讓人的意識活躍，導致無法入睡。

遺憾的是，無論是過於安靜還是環境因素中的噪音干擾，我們都很難將其杜絕或根除。不過，我們可以另闢蹊徑，運用聲掩蔽技術（Auditory Masking）向室內聲環境中添加聲音，通過改善聲環境品質的方式提高睡眠質素。

研究指出，最適合用來添加的聲音就是白噪聲（White Noise）和粉紅噪聲（Pink Noise）。白噪聲是一種「沙沙」聲，類似調頻收音機沒有訊號時的聲音；粉紅噪聲則類似颱風或海浪的聲音，是自然界中最常見的噪聲。兩者的分別是白噪聲在所有頻率上的能量分佈均等，而粉紅噪聲則在中低頻率擁有更多的能量。因此，有人把粉紅噪聲比作低音調大了的白噪聲。

大量實驗證明，適當音量的白噪聲或粉紅噪聲對睡眠質素，以及睡眠結構有積極的影響，能夠減少睡眠誘導時間和覺醒次數，同時增加深睡眠期和總的睡眠時間。不過，由於目前對於白噪聲的相關研究遠遠多過粉紅噪聲，所以市面上主要使用的助眠噪聲仍以白噪聲為主。

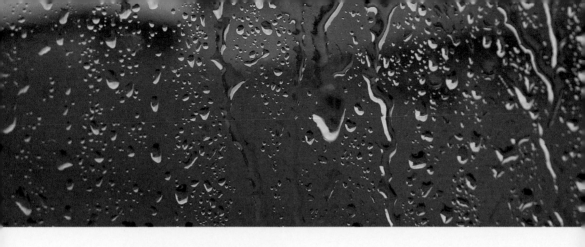

哪裏可以找到白噪聲？

小睡眠 	內容豐富，只是雨聲就有雨打芭蕉、隱隱春雷、雨落屋簷等十幾種；可以自由搭配 3 種聲音同時播放，每個聲音的音量大小都可以獨立控制；還有針對不同失眠類型的白噪聲組合，如容易驚醒、多夢調理等。
Relax Rain 	專注雨聲，只有森林雨、帳篷上的雨、淋浴、灑水、雷雨、風和雨等 8 種雨聲可選，特別適合選擇困難症患者。通過翻頁的方式來切換不同的聲音，倒計時從 15 分鐘到 8 個小時，也可以無限播放不關閉。
Noizio 	最「白」的一款 App，沒有複雜的設計，只有核心的功能。有夏夜、火車內、藍鯨、咖啡店等 15 種白噪聲自由組合，每種白噪聲都以一個簡潔的圖標加音量條構成，點擊圖標即可開啟或關閉相應的白噪聲。

空氣篇

空氣是如何影響睡眠？

空氣對睡眠的影響，相信大家都深有感觸。空氣不流通，不僅會產生異味和悶熱感，還會降低室內的氧氣濃度，讓人感到窒息；空氣太潮濕，容易引起過敏、風濕、哮喘等疾病；空氣太乾燥，容易引起上呼吸道感染，誘發感冒；空氣不乾淨，不僅會引起上呼吸道炎症，甚至還有可能導致睡眠呼吸暫停。

如何通過空氣改善我們的睡眠？

▌確保室內清潔

在日常清潔的同時，定期徹底大掃除。如果可以，盡量使用吸塵器和蒸氣拖把，避免起灰塵的同時，還可以高溫殺菌。

▌調節室內濕度

室內的標準濕度為 30%~65%，過低或過高都會帶來不適。根據具體情況，夏季室溫 25℃ 時，可以將室內相對濕度控制在 40%~50% 之間；冬季室溫 18℃ 時，可以將室內相對濕度控制在 50%~65% 之間。

▌改善室內空氣質素

● 自然通風

在室外空氣質素良好時，首選自然通風。不僅更加天然環保，而且對於甲醛等有機揮發物也能起到一定的替換作用。

● 空氣淨化器 & 新風系統

在不適合自然通風的日子，比如，室外空氣污染嚴重或氣溫過低時，就是空氣淨化器或新風系統出場。

兩者的不同之處是，空氣淨化器負責淨化室內空氣，屬內循環；新風系統將室外的空氣經過過濾之後抽進室內，實現空氣流通，增加室內含氧量，屬外循環。兩者功能互補，條件允許的話，建議同時選購新風系統和空氣淨化器，新風系統可以 24 小時開啟，當室內外空氣污染嚴重時，兩者同時開啟。

需要強調的是，因為甲醛等有害氣體釋放過程最長可達 15 年，所以無論是新風系統，還是空氣淨化器，都無法徹底根除。最好的處理辦法就是在新風系統的輔助下開窗通風。

關於產品的選擇，新風系統建議掛牆式單向流微正壓式新風機。單向流的原理是通過風機不停吸入室外空氣，造成室內氣壓大於室外氣壓，進而達到將室內污濁空氣排出室外的目的。而掛牆式相比管道式（中央新風系統），安裝更快捷、性價比更高。

　　空氣淨化器建議雙進風空氣淨化器。「雙側進風、上部出風」的結構除了可以加快空氣循環、減少淨化死角，更重要的是還能在實現較高的潔淨空氣輸出比率（CADR）值的同時保證較低的噪聲，兩全其美。

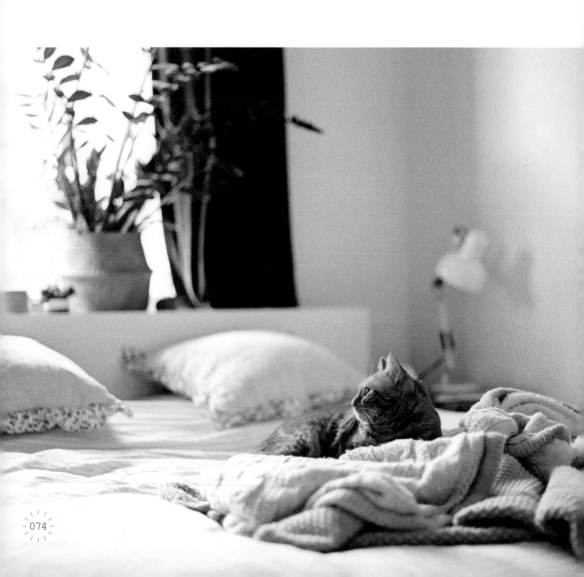

常見室內污染物一覽

有機揮發物（VOCs）

有機揮發物是一類低沸點的有機化合物的總稱，如苯、鹵代烴、氧烴等，有時甲醛也被歸為VOCs。室內的VOCs主要源於建築材料、油漆、清洗劑等，此外在吸煙和烹飪過程中也會產生。它們會刺激眼睛和呼吸道，引起皮膚過敏，使人產生頭痛、咽痛與乏力，有的甚至還可能致癌。

二氧化碳（CO_2）

二氧化碳本身無色、無味、無毒，對人體沒有危害。但當環境中的二氧化碳濃度過高時，則可能抑制中樞神經系統的活動，如呼吸中樞，會導致呼吸困難、頭痛、頭暈，甚至昏迷和死亡。

可吸入顆粒物（Inhalable Particulate Matter）

指懸浮在空氣中，空氣動力學當量直徑 $\leq 10 \mu m$ 的顆粒物，其中以 $PM_{2.5}$ 和 $PM_{0.1}$ 對人體健康的危害最大。它們能通過鼻腔、氣管和支氣管進入肺部，當長期、高濃度吸入後，容易罹患肺炎、肺氣腫、肺癌等疾病。

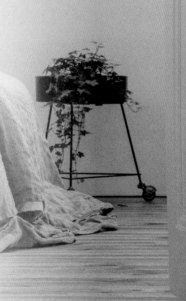

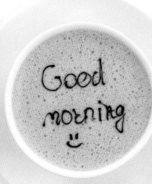

改善睡眠
從白天入手

撰文｜舒卓　插畫｜Judy

　　睡眠從來都不是一種孤立存在的生理現象，清醒和睡着是一個整體的循環。想獲得更高質素的睡眠，可能需要從睜開眼那一刻就開始調整。

　　人一天的睡眠週期是 24.2 小時，和地球自轉的 24 個小時略有出入，但為甚麼大多數人都能與地球的畫夜同步呢？原因在於我們的身體可以憑藉光照和白天的活動來調節自身生物節奏，分配清醒和睡眠的時間。

　　一般情況下，我們每天大約有 1/3 的時間在睡眠中度過，在清醒約 16 個小時後，我們就會被倦意挾進入夢鄉。如果白天沒有完成足夠「清醒」任務，晚上可能就無法獲得足夠的睡意，所以能否高效地醒來就決定了這一個循環的開始有沒有被拖延。

　　同時清醒質素愈高，睡眠質素也會愈好，很多人都有這樣的經歷：白天渾渾噩噩，到了晚上反而難以入睡。如果前一晚睡眠質素欠佳，我們要做的絕不是放棄這一天，而是應該好好為今晚做準備，避免進入惡性循環，如果你已經身處「困」境，那更要從白天入手，跳出睡眠障礙的泥潭。白天能「懂夜的黑」，同時能讓夜晚「黑」得更有質素。

你會定鬧鐘嗎
利用「起床空窗期」，
給一天開個好頭

　　請那些痛恨鬧鐘的起床困難者把「稍後」提醒的設置關掉（大多自動重複的鬧鐘時間設置都是5~10分鐘），有睡眠法指，將第二次鬧鐘提醒與第一次的間隔時間設置為 20 分鐘最佳。從深睡期轉換為淺睡期的時間約 20 分鐘，考慮改為「第一次鬧鈴無法將你叫醒，說明你正處於深睡期，錯過鬧鐘也不用擔心，20 分鐘後當你的睡眠轉換為淺睡期時，被叫醒過程中的不適感便會明顯減輕」。

　　所以第一次鬧鈴的音量不必很強、時間也不必很久，第二次應該選擇足夠喚醒你的聲音，如果第一個鬧鈴音量過大，讓人從深睡眠中驚醒，會導致強烈的不適感，從而加大起床難度、延遲清醒時間。

伸伸胳膊抖抖腿
叫醒迷糊的身體

　　睡不着的起點也許就在醒不了，很多人以為自己醒了，但其實昏昏沉沉睡眼惺鬆。身體有自己的規律，生理活動與體溫起伏密切聯繫。體表溫度與體內溫度的差距縮小，人就容易困倦，反之就容易清醒。一般而言，人體在醒來後體內溫度會逐漸升高，所以想要幫助身體加快清醒節奏，可以進行適當的運動來加快體內溫度的上升，比如擴胸、旋轉手臂、抬腿、壓腿等伸展類的運動。

拉開窗簾，
告訴大腦
新的一天開始了。

讓我們產生倦意的褪黑激素，在清晨時段分泌逐漸減少，為醒來做準備。松果體分泌褪黑激素的含量與光照量呈負相關，沐浴陽光是抑制褪黑激素分泌的最有效方法，這就是我們的睡眠週期與地球自轉的 24 小時基本保持同步的秘密。如果窗簾遮光效果不錯，讓大腦迅速清醒的辦法就是拉開窗簾，讓自己沐浴在日光下。

媽媽說
凍水洗個臉

這種類似於感官刺激的方法聽起來最老派，但在實踐時卻有高效率。對於趕不走的睡意，有時需要點「重型武器」。位於中樞神經系統的網狀上行激活系統受到如聽覺、視覺、觸覺等特異性感覺的刺激，就會被激活，人就會清醒。這些凍水洗臉、赤腳踩冰冷地面等方法，除了使特異性感覺刺激效應發揮作用，還能增加體表溫度與體內溫度之間的溫差，幫助啟動白天的生理活動。

白天的呼吸也會
影響夜間睡眠質素

這不是危言聳聽，打鼻鼾可以被看作是睡眠障礙的一種訊號，打鼻鼾是張嘴呼吸時軟齶懸雍垂振動發出的聲音，原因是人在入睡後，咽、舌部肌肉鬆弛使軟齶懸雍垂、舌根被吸入咽腔，造成上氣道的狹窄和阻塞。通氣不足不僅會導致血氧量下降，鼾聲還會刺激呼吸中樞喚醒大腦，這會影響睡眠質素和身體健康。清醒時，要注意養成閉口呼吸的習慣，讓空氣通過鼻腔進出，而最好用腹部的力量牽引呼吸的動作。習慣腹式呼吸，有利於避免夜晚張口呼吸，讓大腦和身體都得到更好的休息。

久坐是現代人的魔咒
運動救一切

　　人類身體的進化，遠遠趕不上生產力的進步，現代人的身體和日出而作、日落而息的農耕時代幾無差異，但是我們都已經變成了「社畜」，每天埋頭於方寸間的辦公桌，原本需要勞作或狩獵的白天變得過於安靜，身體有時便分不清交感神經和副交感神經誰該當班，導致該醒的時候渾渾噩噩，該睡的時候卻無法平靜。而且久坐還會造成很多身體上的問題，最終影響睡眠。在白天安排適時適量的運動，不僅可以幫助我們找回一些正常作息的感覺，也讓整個身體機能保持在相對較好的狀態。同時，運動過後體溫逐漸降低的過程，也能幫助我們召喚睡意。但應注意運動不要安排在睡前兩小時內進行。

建議老闆
選擇採光面積大的辦公室或多出外辦公

　　道理和久坐一樣，白天總處於室內，尤其是自然光採光度較差的環境，身體也容易迷失在晝夜節奏的更替中。人的視網膜對光的感受，直接影響大腦對晝夜更替的判斷，這並不需要直視陽光，只要身處陽光之中，就能讓大腦知道這是白天，再對比黑夜，人就更容易進入睡眠狀態。

壞情緒會偷走睡眠
別放大沒睡好的後果

　　當不快的情緒作用於身體時，會產生連環效應，增加身體和心理的相互傷害，睡眠問題便是這個惡性循環中的關鍵點。試着放下「睡眠負債還不掉」的想法，積極樂觀地看待睡眠，相信我們的大腦能夠利用下一晚「復活」，相信自己可以通過每次醒來後的下一天優化作息。不必執着於每天必須睡夠 8 小時，也不要將不幸都歸結於失眠。當你停止對睡眠的苛責，整個人就會向好的方向走。

優化工作安排
讓大腦緩衝

　　盡量把需要大量思考的工作安排在上午，把重複性的、事務性的工作安排在下午。至少不要在天黑以後進行費心費腦的會議、策劃、寫作、計算、構建……讓大腦從亢奮狀態歸於平靜，讓思考和太陽一起落山。

咖啡太好喝
但別喝太晚

　　如果詢問一下咖啡愛好者，可能認為咖啡能提神的人要遠遠少於認為咖啡能影響睡眠的人。一般情況下，咖啡因在人體代謝的時間是 6 個小時，因個體代謝速度存在差異，不建議睡前 6 小時內飲用含有咖啡因的飲料，如果已經存在睡眠問題並希望借助咖啡在白天提神，建議中午過後不要飲用，不注意時間反而會讓睡眠問題越來越惡化。

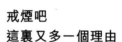

戒煙吧
這裏又多一個理由

　　白天抽的煙，都會在夜裏來追債。尼古丁（導致睡眠潛伏期延長、夜間警覺性提高和維持睡眠困難）的作用和咖啡因相似，會加快腦波、呼吸和心跳，增加應激激素，吸完一支煙後，這些刺激作用會持續幾個小時，讓人難以入睡；同時也更難睡得安穩，因為吸煙也會刺激咽部，加重咽炎，導致鼾症更加嚴重。

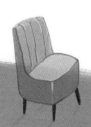

白天睡了不代表晚上睡不着

前一天晚上沒睡好，白天又不敢補眠，導致下午工作效率低，沒做完的工作拖延到晚上，晚上帶工作的壓力再次造成入睡困難。終結這個惡性循環的辦法很簡單，在倦意最強烈的時候小睡一覺，時間控制在 30 分鐘以內，這樣既得到休息，又不會影響晚間的入睡。因為半小時不足以進入深度睡眠，喚醒難度低，醒來後不適感輕微，卻能有效地恢復精力。

太陽眼鏡也會讓你失眠

有睡眠問題的人要避免在早晨和傍晚戴太陽眼鏡，早晨不要戴太陽眼鏡易理解，我們已經知道了清醒對一天的重要性，但傍晚不戴太陽眼鏡也同樣重要。如果過早剝奪應有的光照強度，可能會給身體發出誤導訊號 —— 天已經黑了，導致倦意可能提前出現，實際上並不是我們習慣的休息時間。這就容易錯過最佳的入睡時機，等真正需要上床睡覺時，反而不倦了。

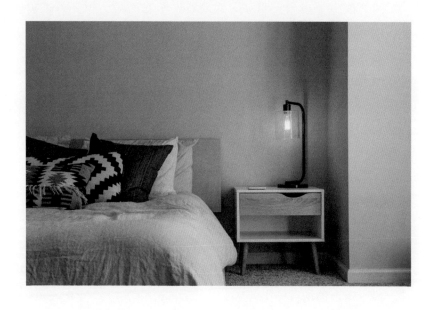

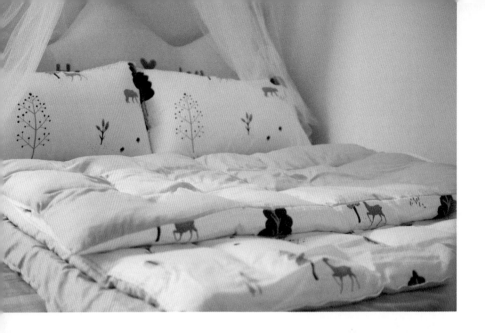

床的秘密

撰文｜秦經緯　　插畫｜Judy

　　想要酣睡一夜到天明，床的重要性不言而喻。現在越來越多人開始重視睡眠環境，甚至不惜花重金集齊各種「高級貨」，如電動床架、皇室御用的床褥、防蟎純天然乳膠枕等等，但即使這樣做，也不一定真能獲得「極致」的睡眠體驗。其實，放鬆平靜的大腦、適宜的環境是決定我們能否順利又迅速入睡的關鍵。因此挑選那些能讓人放鬆舒適、透氣性良好、符合人體工學的床品是必要的。

床褥怎樣揀？

　　我們先要明確認知：床褥的支撐度是否足夠和軟硬度並無太大關係，關鍵要看它能否很好地貼合人體工學，讓身體保持在一條平滑自然的直線上。

　　好像是「長者應該睡硬一點的床褥」、「睡硬床能讓青少年的骨骼發育更好」這類説法並不太靠得住；同時，對於判斷一

張床褥是軟還是硬，每個人的感受也不同，因此想要挑選時，一定要親身去試。

市面上常見的床褥結構，可以分為支撐層和舒適層。支撐層主要起承托作用的部分，比如彈簧層、純棕墊等；舒適層是為了讓我們躺上去體感更好而存在，常見的材質有乳膠、記憶棉、羊毛、棉層等。

現在複合材質的床褥（支撐層＋舒適層）會比單一材質的床褥（只有支撐層或舒適層）更受歡迎。綜合來看，擁有優質舒適層的、偏軟一些的彈簧床褥在舒適度、透氣度上都比較理想，相對來説更適合有睡眠問題的人。

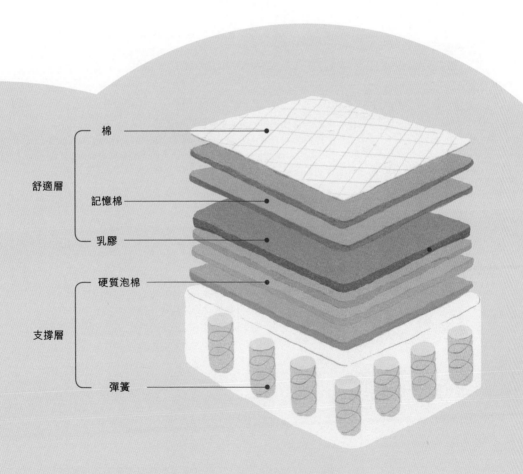

舒適層
- 棉
- 記憶棉
- 乳膠

支撐層
- 硬質泡棉
- 彈簧

舒適層

乳膠

☺ 優點

天然乳膠彈性極佳,發泡後帶有氣孔,透氣性良好,不易滋生蟎蟲,承托力與其他舒適層材料較好;人工合成乳膠除了彈性尚可外,就沒有其他天然乳膠的優勢了。

☹ 缺點

使用單一乳膠材質製成的床褥可能對喜歡睡軟床的人來說偏硬,並且抗干擾性稍差。

記憶棉

☺ 優點

最大的特點是慢回彈,包裹性和壓力紓緩能力不錯,可以根據不同人的身型提供理想的支撐力,貼合人體工學,如果同時搭配記憶棉枕頭效果更佳。

☹ 缺點

- 透氣性不理想,同時體感比較軟。
- 壽命偏短,一般在 10 年左右。當它的回彈性變弱,或者出現凹陷時即是需要更換了。
- 記憶棉對溫度較敏感,冬天溫度低時會變硬,夏天又會變得太軟並且比較悶熱,想要保持理想的睡眠體驗,最好能讓室溫維持在 18℃~23℃。

支撐層

連鎖彈簧

☺ 優點

連鎖彈簧床褥的彈性和透氣度都很好。它的每根彈簧都與其周邊彈簧相互扣在一起,可以將每個點受到的壓力傳導、分散到其他區域。

☹ 缺點

抗干擾力較差,非鈦合金等高強度金屬材質的連鎖彈簧支撐性較差。

獨立袋裝彈簧

☺ 優點

每個彈簧是獨立受力,抗干擾性很好,同時貼合人體工學。

☹ 缺點

獨立袋裝彈簧可能會有受力不均的問題,選擇有彈簧分區技術的床褥能更好地適應人體不同部位所需要的支撐力。

棕墊

☺ 優點

整體透氣性不錯。市面上常見的棕床褥材質有山棕和椰棕,其中山棕床褥是由生長於山地的棕櫚的纖維製作,抗水耐腐性強,彈性及韌性也比較好;椰棕床褥由椰子的果皮纖維製成,彈性和韌性都不如山棕床褥。

☹ 缺點

- 比較容易滋生蟎蟲,尤其是在溫暖潮濕的地區。
- 體感偏硬。對一般人來說,尤其是處於生長階段的孩子、青少年,棕床褥的硬度過高。選擇添加更厚、更柔軟舒適層的複合棕墊會好一些。
- 添加劑可能較多。不論是山棕,還是椰棕,在壓製成床褥時若用上複合膠水做黏合劑,會釋放甲醛等物質。最好選擇天然乳膠作為黏合劑,或用熱壓成型無膠水工藝製作的棕床褥。

榻榻米

☺ 優點

透氣、光滑、色澤自然並帶天然清香。蓆面材質主要分為藺草面和紙蓆面,內芯又分為稻草芯、無紡布芯、棕芯、木板芯、竹炭芯等。

☹ 缺點

偏硬且需要定期養護。在比較潮濕的地區或雨季容易黴變生蟲,需要經常曝曬、通風。

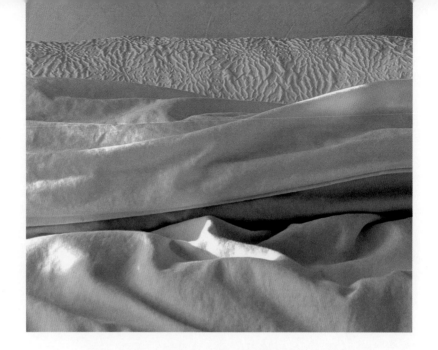

床褥的挑選技巧

尺寸選大的

盡量買大一點的床褥，尤其是雙人床褥，至少要寬 180 厘米才夠用，尺寸愈小抗干擾性、舒適性愈差。

體重原則

體重輕的人適合偏軟床褥，體重大的人適合偏硬床褥。不同體型的兩人同眠，應根據身材更高大、體重更重者選擇床褥。

一定要親身體驗

挑床褥一定要親身體驗，在床上以側臥姿勢試躺，請店員拍下照片：在沒有用枕頭之下，如果當頭部、頸部、脊椎保持一條直線時，頭部和床褥有明顯距離，達到 6 厘米間距（雙手交疊高度），說明床褥過硬；如果完全沒有間隙且身體下陷，說明過軟。

根據睡姿挑選

習慣仰臥的人，可以選中等硬度的床褥；習慣側睡的人則要選偏軟一點；喜歡伏臥的人，中等偏硬的床褥會更適合你。

如何保養床褥？

- 每隔半年頭尾旋轉一次，除非製造商特別加入無須翻轉床褥的設計。可以的話，在春秋兩季將床褥曝曬、通風。
- 添置可拆卸的床褥套，定時清洗。
- 每次換洗床品時用吸塵器等工具清潔床褥。及時更換。

不少商家都說自家的床褥保養期達 10 年，而這個保養期甚至還可以更長，但這並不代表一張床褥就必須要睡到保養期才夠本，還是要根據自身生活習慣、身體情況、居住環境來決定是否需要更換。如果你白天也習慣躺在床上看電視、玩手機，或喜歡在床上享用早午餐、喝飲料的話，那在這 10 年裏，即使經常清潔，床褥也會暗藏不少污漬和塵蟎。

對於體重較重的人，床褥可能會更早出現變形和磨損，雙人床褥更是如此。想想它要每天默默承受兩個人加起來好幾百斤的重量長達 7 至 8 個小時甚至更久，壓力確實很大呀！

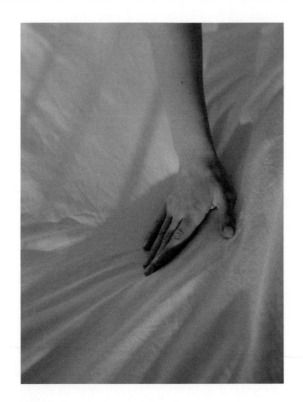

床架怎樣揀？

相比床褥，床架並非睡房中的必需品，如果你已經有了一張不錯的床褥，那麼在躺下去時它已經可以提供足夠的支撐性和舒適度。不過大多數人還是習慣將床褥放在床架上，而不是直接放在地板上使用，這是因為床架除了裝飾睡房外，還以下好處：

- 當我們躺下時，有了床架就可以和地板保持一定距離，防止灰塵、害蟲等污染。
- 床架可以讓床褥的透氣性更好。
- 在天氣寒冷時，床架能讓我們睡得更溫暖，因為暖空氣是向上流動的。

挑選技巧

對於睡不好的人來說，挑選床架時應注意以下幾點：

選擇材質相對安全的

用膠合板製作的床架不宜揀選，因為它裏面用來膠合的膠黏劑中可能含有大量甲醛。如果實在要選，一定要提前做好除甲醛處理並經常給睡房通風。

挑選床底板足夠堅實、平穩的

整塊的床板通常比魚骨架更結實，而魚骨架床板中，板條數量更多、更厚、韌性更好的更結實。床板很可能會在使用較長時間後產生變形、開裂，要注意及時更換。

慎選有床幔和頂篷的床

這類床看起來很好看，或復古或華麗，但非常容易積塵，需要花時間打理，視覺上也比較局促。它的產生是基於過去取暖的需要，不太適合現代人日常使用，尤其是有睡眠問題的人，除非你喜歡睡在封閉空間裏並且有能力經常清潔。

▍電動床架更適合有特殊需求的人

比如久站的人，在睡覺時可以把腳部調高，有利於血液循環；或者有某類眼部疾病的患者，睡覺時需要讓上半身抬高，避免血液流向眼睛；需要經常臥床的長者也較適用電動床架，它的調節功能可以在靠、臥時有更多角度，體感上更舒適。

一般人基本不需要購買電動床架，它在使用上會比較受限，例如由於電動床架是需要改變床褥形狀的，所以不能用有彈簧的床褥，基本上只能配合乳膠墊使用。

甚麼樣的睡姿更好？

人的基本睡姿大致分為三種：俯臥、仰臥、側臥。像嬰兒一樣的側臥睡姿（雙手交疊於身前，膝蓋自然彎曲）最理想。當採用這種睡姿時，脊柱、頸部、臀部可以成一條平滑自然的直線，同時也能減少呼吸暫停、打鼻鼾的情況發生。

仰臥會讓我們的喉部肌肉過於放鬆，導致呼吸阻塞發生；俯臥也不利於我們正常呼吸，而且長時間維持這個姿勢會帶來腰背、頸部疼痛的現象。

甚麼是生理曲度？

脊椎是有生理曲度的，在正常情況下，從身體側面看似「S」形的自然曲線：頸椎和腰椎是生理性前凸，胸椎是生理性後凸。所以能夠提供足夠支撐力的床褥不一定很硬，而是要能很好地貼合我們的生理曲度，太硬的床褥會在我們躺下時給肩背、臀部帶來很大壓力，同時無法讓腰部得到足夠的支撐。

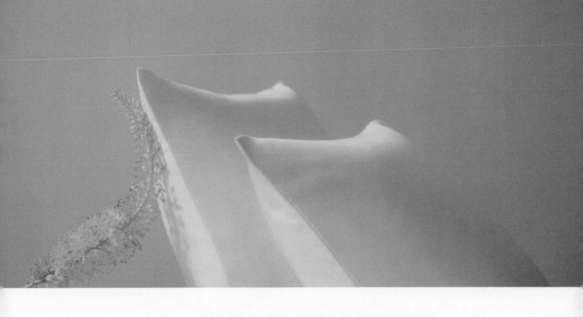

枕頭怎樣揀？

　　客觀來説，枕頭是作為床褥的補充品而存在，如果床褥完全能符合人體工學，讓身體不論在何種睡姿下都可以保持一條直線的話，甚至可以不用枕頭。但實際情況下，單靠床褥往往無法完全滿足我們的生理需要，而合適的枕頭也可以讓我們在睡覺時更舒服，尤其是對於有睡眠問題的人，選擇一個透氣又能令人放鬆的枕頭還是很有用的。

　　市面上常見的枕頭從材質上可以分為傳統填充類和一體成型式新材料類，它們各自的特性可以參考後表。

	傳統填充類		一體成型類	
	軟物填充	硬物填充		
代表	鴨／鵝毛、羽絨、棉花、化纖	蕎麥、茶葉、決明子	乳膠	記憶棉
軟硬度	偏軟	偏硬	偏硬	偏軟
透氣度	偏低	偏高	天然乳膠的透氣性較好，人工合成的較差。	較差
支撐性	填充物愈多，支撐性愈好，但過多會讓枕頭太過緊實，犧牲舒適性。	材質幾乎沒有彈性，枕頭形狀很難隨睡姿改變，令肩頸部得不到足夠支撐，雖然硬但支撐性一般。	彈性很好，回彈快，能給予頭頸良好的回彈和反作用力，從而提供不錯的支撐性。	可以隨頭頸形狀變化，貼合度、承托力都很好，即使頻繁改變睡姿也能讓頭頸得到穩固支撐。
舒適度	• 天然材質的填充物比化學纖類舒適。 • 填充物愈多，本身彈性、蓬鬆性愈好。	• 除非能長時間保持一個睡姿，否則舒適度不佳。 • 添加其他柔軟材質、減少硬填充物的比例會更舒適。	喜歡睡蕎麥枕等硬枕頭的人，或對承托力要求很高的人會覺得乳膠枕非常舒適。	包裹性好，回彈慢。習慣睡羽毛枕、棉花枕等軟枕頭的人，更適合選記憶棉枕頭。
致敏性	高，易過敏者、有呼吸問題者最好避免羽絨類、化纖類材質。	較高，這類填充物易吸收頭髮、皮膚分泌的汗液、污垢，需經常拆洗、晾曬，否則易引起過敏現象。	較低，天然乳膠本身不容易滋生蟎蟲，但發泡成型後會產生內部氣孔，容易積聚污垢，需要定時用吸塵器等工具清潔。	較低，記憶棉這種材料致敏性較低，但不排除致敏可能。

除了單一材質，枕頭也和床褥一樣，出現了更多採用新型複合材質的款式：

蒂夢思的意夢睡枕（Italian Dream），從結構上來看也分支撐層和舒適層，支撐層由 60 個小獨立袋裝彈簧組成，配搭由中空滌綸纖維和聚氨酯製成的舒適層，支撐性、舒適度都很不錯。

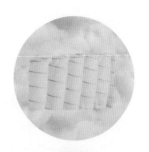

彈簧枕

舒達（Serta）的 360 度呵護型凝膠枕，內芯由 45% PU 膠和 55% PU 海綿製成，睡起來既有記憶棉的柔軟，又不悶熱，外部的凝膠層讓它枕起來非常涼爽。

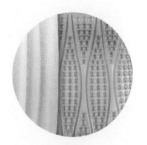

凝膠枕

從形狀上來説，枕頭可分為以下類型：

①普通型。兩邊低、中間略高，最為常見。

②B 形枕。兩個寬邊的高度不同，在乳膠枕、記憶棉枕中較常見。習慣仰臥的人可以睡較低一邊，習慣側臥的可以睡較高一邊。

③蝴蝶枕。側邊凹陷，專為趴睡設計。某些蝴蝶枕，兩邊的凹陷可以讓手部輕鬆放到枕頭背後，而下面的凹陷則能緩解趴睡對頸部、臉部帶來的壓迫感。

④分區枕。有分區隔斷，可以通過調整填充物的多少，來為不同區域提供不同的承托力。某些分區枕，有多個分隔區域，填充物是碎乳膠顆粒。

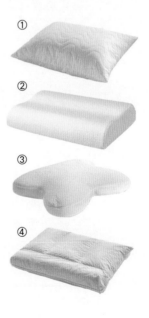

挑選技巧

▎根據睡姿選擇

習慣側臥的人對枕頭的承托力、要求最高，因為側臥時頭頸離床有半個肩膀的距離；其次是仰臥，離床的距離和肩膀厚度相同；趴睡對於枕頭的承托力、高度要求最低，因為趴着睡時，我們的脊椎本身就是自然凸起的。在選枕頭時，需要結合床褥的軟硬度、承托力綜合考慮。如果床褥較硬，又習慣側睡，選擇偏厚的乳膠枕就比較合適；如果床褥較軟，又習慣仰臥或俯臥，那麼選偏薄的棉、記憶棉枕頭會更舒服。

▎合理「避坑」

枕頭的透氣性取決於填充物本身的結構，在表面人為打孔並不能增加它的透氣度。對於類似「乳膠蛋白能夠抑菌防蟎」這說法有誇大不實之嫌，乳膠蛋白確實不易滋生蟎蟲，但並不能抑制、防止蟎蟲及其過敏原產生。

有生產商會將枕頭，尤其是海綿、記憶棉枕特意做成凹凸不平的表面，然後聲稱這樣做可以讓枕頭有按摩作用，其實這些柔軟的小凸點很難在頭部的重量下產生足夠的反作用力，更談不上有按摩效果。

▎多久換一次？

枕頭的壽命和填充物本身的特性、使用者的睡眠習慣和環境都有關。以乳膠枕為例，由於其感溫的特性，很有可能因為溫度過冷或過熱導致性能減退，因此當它回彈變得越來越快，出現變硬、凹陷的狀況時就需要及時更換。

床品怎樣揀？

有睡眠問題的人在揀選床品時，可以主要從透氣性、膚感、放鬆這三個方面來考慮。

選透氣的

適合的室溫有助快速入眠，而床品作為直接接觸身體的東西，它的乾爽度至關重要，尤其在天氣炎熱時，更需要用吸濕透氣的材質製成的床品。如果不想按照季節區分床品的話，可以從純棉、貢緞棉、麻、真絲、棉麻這些四季通用的材料來選擇。

各種材質的乾爽度

棉：吸濕性、保暖性、耐熱性、透氣性都不錯。

麻：吸濕性、透氣性是各材料中最好。

真絲：吸濕性好，透氣性一般，有恆溫效果。

化學纖維：如滌棉、珊瑚絨等。透氣性、吸濕性、耐熱性較差。

合成纖維：如天絲，吸濕性、透氣性都很好。

	平紋梭織	斜紋梭織	緞紋梭織	提花梭織	針織
示意圖					
順滑度	較容易起皺	比較順滑	非常順滑、有光澤。	圖案部分通常是凹凸不平、有立體紋路。	容易起球，較鬆散。
柔軟度	相對較硬，彈性一般。	比較柔軟	非常柔軟	根據提花工藝不同柔軟度也不同	非常柔軟
耐磨度	支根數較高的較耐用	支根數較高的較耐用	較易被鉤破、磨損。	相對易被磨損，尤其是圖案部分。	容易變形、抽絲、磨損。

選肌膚感覺好的

接觸皮膚時令人感到柔軟、順滑、親膚不刺激的面料通常會帶來良好的膚感，除了材料本身的原因外，還取決於它的製作工藝：支根數和織法。支根數是指編織面料紗線的支數（S）和根數（T）。其中支數代表紗線粗細，支數愈高代表紗線愈細，常見的支數有 30、40、60、80 和 100 支，通常比較高檔的面料支數在 60 支以上。

根數代表紗線的密度，每平方厘米能容納的經紗和緯紗愈多，根數愈高，面料也就愈緊密，通常 300 根以上的就是比較高檔的面料。生產商經常會用「高支高密」來形容自家的面料品質好，其實支根數不一定愈高愈好，但愈高就愈貴。過高的支數可能代表面料過硬、過厚、不耐磨。

五種常見織法包括：平紋梭織、斜紋梭織、緞紋梭織、提花梭織和針織，它們各自的特點可以參見左表。總體來說，採用斜紋梭織、緞紋梭織、針織工藝製作的床品更加親膚。

選視覺上能讓人平靜放鬆的

在床品的顏色和圖案方面，素色會比印花圖案更單調，更利於大腦平靜。如果偏愛印花床品，盡量選擇採用活性印染，而不是塗料印染的面料，避免有複雜立體裝飾的床品，因為塗料印染是通過使塗料附着在纖維上着色，膚感相對僵硬，容易褪色；而活性印染是通過活性反應使纖維變色，從而令染料和纖維成為一體，顏色鮮亮還不易沾染灰塵、散發異味。

▌如何清潔保養床品？

• 去除塵蟎

塵蟎及其排泄物、殘骸碎屑，對於皮膚敏感、有呼吸問題者是十分容易引發病症的過敏原因。想減少塵蟎的數量，除了經常曬被褥外，還要定時清洗床品，一週至少更換一次。如果經常在床上坐，甚至吃東西、工作，清潔次數就要更多。以60℃或更高的水溫清洗超過 10 分鐘就能有效去除大部分塵蟎，對於有特殊需要的人也可以選購高密度面料或防蟎床品來防止塵蟎積聚。

• 關注水洗標

盡量選擇可以機洗、適合 60℃水溫洗滌、可反轉乾燥、可使用漂白劑、可高溫熨燙的床品。

• 日常勤透氣

早上起床後讓床品整體「透透氣」，打開窗戶、拉下被子，讓接觸身體一整晚的床單、被套在陽光和流動的空氣中透一會兒氣；添置床笠或毯子，鋪完床後將它蓋在整張床上，防塵又美觀。

• 收納有講究

保持收納床品的櫥櫃乾燥和清潔很重要，可以在每次換季時徹底清理，然後打開櫃門通風。盡量不要使用松木櫃、乾花、香片、香水，它們都有可能產生腐蝕性物質和氣味，導致面料泛黃、損壞、變色。

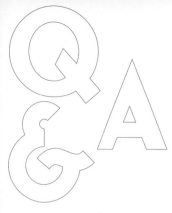

Q1 : 人造材質一定不及天然材質？

一般提及天然纖維，指的是那些取材於植物、動物的纖維，比如棉、麻、羊毛、蠶絲等，而人造纖維則指合成纖維和化學纖維。其實，人造纖維的原料同樣來源於自然，比如石油產物、木漿等；而天然纖維也需要經過大量的化學和人為處理，才能被製作成床品。

人造材質不一定就不好，而天然材質也不一定就更環保。在購買運動服裝時，很多人已經達成共識，就是高科技運動面料無一不是人造材質，卻有天然材質無法比擬的優勢：更透氣、快乾、輕薄、彈力十足，甚至製作過程也更加環保。而人造材料的床品，功能性往往更強，在防蟎、排濕、保溫等功能上表現更好。

例如天絲（Tencel），也就是萊賽爾纖維（Lyocell），是一種由取自木漿的纖維素聚合物所製成的面料，它在生產中使用的溶劑可被回收精製重複使用，整個回收系統形成閉環循環，生產過程基本沒有廢氣排放、環境污染。從膚感上來說，它既爽滑柔軟，又排濕透氣，經常被當作真絲的替代品來使用，但價格比真絲便宜得多。

Q2： 普通家庭至少需要購入多少套
床品才能滿足日常所需？

　　至少準備三套床品。其中兩套用來日常更換，再留一套應急備用，例如當家中有親友留宿，或者不小心弄髒床品時就不會手忙腳亂。

被子怎樣揀？

市面上常見的被子按被芯材質可以分為四種：棉被、羽絨被、蠶絲被、人造材質被，它們各自的特點可以參見下表。

	棉被	羽絨被	蠶絲被	人造材質被
保暖性	較好	好	較好	好
透氣性	好	好	較好	一般
重量	較重	好	較好	輕
其他特點	不能水洗，需要經常晾曬，長時間使用易板結導致保暖性變差，在潮濕環境下易受潮發黴。	乾爽蓬鬆，又輕又暖，可水洗，這類被子中，鵝絨被更保暖舒適。	柔軟、恆溫、排濕，但一般不能水洗，或需要專業方式清洗；曬後容易讓蠶絲變質變硬；價格較貴。	易清潔，通常價格比較便宜，不易受潮，但有的人造材質可能透氣性較差。

如果按季節分類，又可以將被子分為春秋被、冬被和夏被三種，其中蠶絲被更適合春、夏、秋季使用，而羽絨被、棉被更適合在春、秋、冬季使用，人造材質被則在四季都可以使用，只要根據需要選擇不同的厚度、克重就可以。

公仔怎樣揀？

許多人喜歡抱着公仔來睡，除了觸感令人覺得舒服，它們也能帶來安全感和撫慰作用。一般來說，選擇自己最想抱的東西就好，不過要想讓它們不至於打擾到睡眠，有以下幾點需要注意：

1. 絨毛過長、裝飾物過多的不要選。
2. 公仔的眼睛、鼻子等部分如果是單獨縫上去的零件，不要選。
3. 太大、太厚、不夠柔軟的不要選。
4. 定期清潔，用吸塵器或者蒸氣類清潔家電，或者選能直接機洗的產品。

睡衣怎樣揀？

　　睡衣是睡覺時穿的衣服，家居服不算作此列，也就是只有當你鑽進被窩時才會穿的衣服。不過，在講怎樣揀之前，我們想強烈建議大家先試試裸睡。

裸睡有哪些優點？

　　首先，不穿衣服能讓我們更快、更好地入睡。由於皮膚是人體重要的散熱器官，清醒時體內溫度會比體表溫度高 2℃ 左右。當體表溫度和體內溫度的差距愈小時，人愈容易入睡。如果穿衣服睡覺，會對皮膚的環境溫度感知能力產生影響，繼而阻礙散熱，令體表溫度難以下降。

　　其次，裸睡可以讓皮膚更好。不穿衣服可以增加皮膚與空氣的接觸面，有利於血液循環，促進皮膚的代謝、分泌、排泄功能。不過，患有心血管疾病的長者不適合裸睡，以免讓症狀加劇。

穿睡衣也有講究

1. 和挑選床品的原則一樣，面料上最好選擇穿輕薄、透氣、吸濕、親膚的衣服睡覺，比較推薦的材質有棉、麻、真絲。

2. 挑合身、簡便的款式，不要選裝飾過多、過長的。相對於帶袖套裝、長睡裙，更推薦吊帶、背心類睡衣。

3. 顏色上首選淡雅的素色。

4. 睡覺時不要戴胸圍，即使是無鋼圈款也會讓胸部受到過多壓力和束縛，不但不能保持胸形，反而會影響它的正常形態，對於處在發育期的青少年更為不利。長期佩戴胸圍睡覺，還可能增加患乳腺疾病的風險。

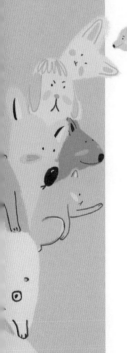

也許你需要點睡前儀式

撰文 / 攝影 ｜ 舒卓

對於不能想睡就睡的人來說，除了安眠藥，幾乎沒有甚麼確切的方法能夠將人在規定時間內帶入夢鄉。想從根本上解決問題，還是要讓大腦找到想睡的感覺，睡前來點「規定動作」，訓練大腦進入「備眠」狀態，或許能夠幫助你找到理想的作息規律。

沐浴

看似生活中的基本項目，但要注意時間的把握和控制。假設要在晚上 12 點睡覺的話，那最好在晚上 10 點開始在浴缸泡上 15 分鐘，10 點 20 分結束整個沐浴過程，大約一個半小時後，這時的體表溫度和體內溫度的差距最適合入眠。

泡腳

如果沒有時間泡澡，淋浴也可以達到目的，但其實還有一個更快的體溫變化開關，那就是泡腳。足部是效率很高的散熱器官，泡腳能夠加速血液循環，提高局部散熱能力，可以很快地幫助身體縮小體表溫度和體內溫度的差距。

按摩

按摩能夠讓我們放鬆和加速體表血液循環，和家人相互按摩，還可以順便談談輕鬆的話題，排遣壓力。

瑜伽

選擇適合在床上練習的睡前瑜伽，動作簡單，不但有利於睡前放鬆，也會幫助我們提高睡眠質素，讓第二天醒來時神清氣爽。除了注意動作盡量到位，更為重要的是保持深度的腹式呼吸，用意識放鬆每一寸肌肉。

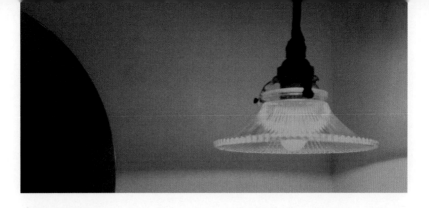

看書與音樂

書的內容最好是描述平靜，放鬆的內容，不用太多思考也沒有緊張的情節。音樂也同理，睡前盡量聽一些紓緩的旋律，最好選擇沒有歌詞的輕音樂。

助眠 ASMR

近年來 ASMR* 大熱，很多人通過它獲得心理上的舒適感，但最好提前找到適合的內容作為睡前放鬆的小儀式，如果睡前急於上網去尋找有趣的內容，可能會適得其反。

香薰

香薰可以和音樂配合，睡前也可以在床單和枕頭上使用一些助眠類香薰產品，用心感受香氣帶來的放鬆感。

離開電子產品

現代人對電子產品的依賴是影響睡眠的重要原因，可以為自己準備一個小盒子 —— 一個電子產品的臥室，把電子產品放進去，讓它們比你更早一步進入睡眠狀態。

愛的抱抱

與你愛的東西來個愛的擁抱，愛人、家人、孩子或是寵物，用「我愛你」的語言或者動作結束一天，帶着對方的體溫，浸入一種安全且舒適的狀態。

> *ASMR（Autonomous sensory meridian response），即自發性知覺經絡反應，指人體通過視、聽、觸、嗅等感知上的刺激，在顱內、頭皮、背部或身體其他部位產生的令人愉悅的獨特刺激感受，又名耳音、顱內高潮等。

再見！睡不好

CHAPTER 2　改善 · IMPROVE

CHAPTER
3
REVEAL

解密

安眠藥真的都會產生依賴性嗎?

褪黑激素保健品可以長期服用嗎?

有不需要吃藥的治療慢性失眠的方法嗎?

這一章節為你解密。

愛恨交加
安眠藥

褪黑激素,
可能你根
本沒吃對

解決失眠,
其實可以
不吃藥

睡眠醫學
中心就診
指南

讓孩子
好好睡覺

床的歷史

間中熬夜
該怎樣辦?

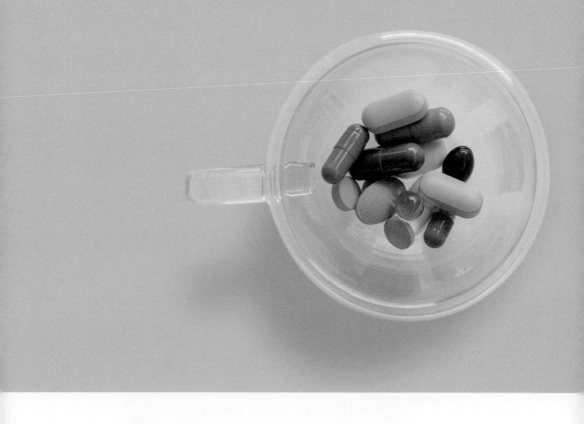

愛恨交加安眠藥

撰文 │ 高龍

　　生病吃藥都是一個人對自己健康負責的表現。不過，當你面對的是失眠和安眠藥時，你可能需要三思而行。我們到底應該以怎樣的態度面對失眠和服用安眠藥呢？

問：清單編輯部

答：孫偉

（北京大學第六醫院睡眠醫學科副主任醫師，有 14 年臨床經驗。）

1.

清單：我們發現無論是專業文獻還是新聞報道，其中最常出現的一個詞就是「鎮靜催眠藥」（Sedative-Hypnotics），這個和我們常說的安眠藥是同一回事嗎？

孫偉：是一回事，鎮靜催眠藥是學名，安眠藥算是俗稱。鎮靜催眠藥物是一類中樞神經系統抑制藥，一種用來誘導和維持睡眠的鎮靜劑。傳統的鎮靜催眠藥包括巴比妥類、苯二氮䓬類和非苯二氮䓬類三種。近年，抗組胺藥、褪黑激素受體激動劑和食慾素受體拮抗劑等藥物也被用於治療失眠，現在也被看成鎮靜催眠藥的一部分。但嚴格來說，除了巴比妥類和苯二氮䓬類，其他「鎮靜催眠藥」只有催眠效果，沒有鎮靜作用。

一般而言，鎮靜藥和催眠藥並無嚴格的區別。鎮靜催眠藥對中樞神經系統的作用具有由量變到質變的變化：小劑量時能使過度的興奮恢復到正常，稱為鎮靜作用；中劑量時能誘導、加深和延長睡眠，稱為催眠作用；較大劑量能解除骨骼肌強烈的抽搐，稱為「抗驚厥」作用；大劑量時能使意識感覺消失，但易恢復，稱為麻醉作用；中毒劑量時能使機能活動停止，不易恢復，稱為麻痺作用。

2.

清單：是否可以得出這樣一個結論：綜合考慮有效性、安全性和成癮性，目前還沒有一種理想的鎮靜催眠藥？

孫偉：可以說是。雖然與第二代苯二氮䓬類相比，第三代非苯二氮䓬類鎮靜催眠藥在有效性、成癮性和安全性方面都有不少進步，但遺憾的是不僅成癮性依舊存在，而且異常睡眠行為也時有發生，如夢遊。這些異常睡眠行為甚至可能發生在從未出現過此類行為的患者，或是在最低推薦劑量下服用藥物的患者，以及僅服用過一次此類藥物的患者身上。

3.

清單：在你看來，一種理想的鎮靜催眠藥需要具備哪些特點？

孫偉：從有效性和安全性兩方面考慮的話，一種理想的鎮靜催眠藥至少要具備幾個特點，包括：實現快速入睡；不會破壞正常睡眠結構；無殘餘效應，不會造成第二日功能損害；不會影響記憶功能及呼吸功能；不會與酒精或其他藥物產生相互作用；不存在濫用風險；不存在戒斷反應。

4.

清單：除了臨床使用的處方類鎮靜催眠藥之外，市面上還有不少使用抗組胺成分的非處方類睡眠改善藥，如日本白兔製藥的 DREWELL。你怎樣看這類睡眠改善藥？它和我們通常用來治療過敏的抗組胺藥是同一類藥物嗎？

孫偉：是同一類藥物。因為抗組胺藥非處方藥的屬性以及可以導致昏睡的副作用，經常被失眠患者用來進行自我處理。臨床上不推薦定期使用抗組胺藥來治療失眠。原因是，藥效不明確，目前還沒有充分的臨床數據支持；副作用明顯，第二天容易疲倦和眩暈。

5.

清單：治療失眠的推薦藥物中還包括多塞平（Doxepin）這樣的三環類抗抑鬱藥*。據知，和普通抗組胺藥一樣，這類藥物也是通過抗組胺作用達到治療失眠的目的。兩者的差別是甚麼？

孫偉：兩者原理相同。區別在於在治療失眠上，普通抗組胺藥的藥效並沒有得到臨床驗證，而像多塞平這樣的處方抗抑鬱藥則有充分的臨床數據證明它的藥效。所以，我們推薦使用具有鎮靜作用的抗抑鬱藥治療失眠，特別適用於伴有抑鬱或焦慮障礙的失眠患者。

* 三環類抗抑鬱藥，是抗抑鬱藥的一種，因其化學結構中有三個環而命名。因為具有抗膽鹼，能和抗組胺作用，所以會產生嗜睡、困倦、鎮靜等副反應，可以用來幫助治療失眠。

1 第一代鎮靜催眠藥物
巴比妥酸 (Barbituates)

1864
德國有機化學家阿道夫·馮·貝耶爾 (Adolf von Baeyer) 首次人工合成巴比妥酸。

1904
德國化學家埃米爾·費歇爾 (Emil Fischer) 與內科醫生約瑟夫·馮·梅林 (Joseph von Mering) 首次認識到巴比妥酸衍生物具有鎮靜催眠的藥理作用。

1903
拜耳公司推出佛羅拿，成為有史以來第一種作為商品出售的巴比妥酸類安眠藥。

不過因為安全性較低，並且容易使機體產生抗藥性和依賴性，目前已經極少用來治療失眠。

2 第二代鎮靜催眠藥物
苯二氮䓬類 (Benzodiazepines)

1957
化學家萊奧·施特恩巴赫 (Leo Sternbach) 意外發現苯二氮䓬衍生物具有鎮靜催眠的藥理作用。

到目前為止，苯二氮䓬類藥物是全球使用量最多的鎮靜催眠藥。不過相較第一代，這類藥物的成癮性並沒有顯著改善。此外，因為同時具有鬆弛肌肉的作用，腿軟摔傷的狀況也時有發生。

1960
瑞士羅氏製藥推出利眠寧，苯二氮䓬類鎮靜催眠藥就此問世。

1963
第二個苯二氮䓬類鎮靜催眠藥地西泮投入臨床使用。

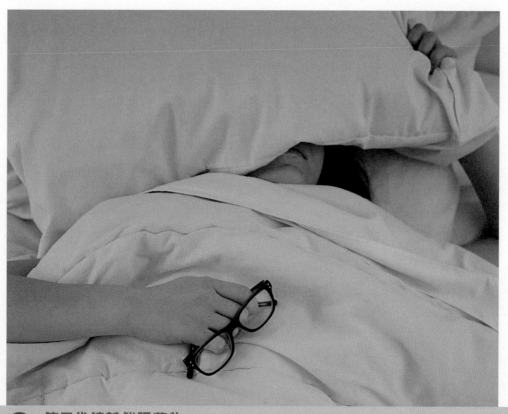

3 第三代鎮靜催眠藥物
非苯二氮䓬類（Non- Benzodiazepines）

1987
美國塞普拉柯（後更名為 Sunovion）公司研製出首個非苯二氮䓬類鎮靜催眠藥 —— 佐匹克隆。

1988
唑吡坦上市。不過因為使用後夢遊症發生率較高，唑吡坦僅限於嚴重睡眠障礙患者的治療。

1999
紮來普隆上市。

2005
塞普拉柯公司開始以 Lunesta 的名字銷售右佐匹克隆 —— S 型佐匹克隆。不僅有效性和安全性更高，而且成癮性明顯低於苯二氮䓬類鎮靜催眠藥。

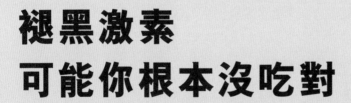

褪黑激素
可能你根本沒吃對
揭示「暗夜荷爾蒙」的秘密

撰文｜秦經緯　攝影｜舒卓

褪黑激素可以助眠、抗老？

提到安眠藥，不少人對它的態度都比較消極，覺得它會讓人記憶力下降，一旦吃上就會依賴，尤其是在看到一些負面報道之後，例如濫用安眠藥會出現精神問題、服藥過量導致死亡等，對它就更是「談藥色變」了。但很多人對褪黑激素的看法完全相反，甚至會把它當保健品經常服用，因為它可以助眠、美容、健腦，幫助倒時差，甚至還能減緩衰老。

但褪黑激素真的有這麼神奇嗎？先說結論吧：外源性褪黑激素，包括市售非處方藥類的褪黑激素產品，在助眠、抗老方面的效果並不明確，且持續有效時間短；處方藥類的褪黑激素受體激動劑類藥物，在提高睡眠效率和克服晝夜節奏失調的睡眠障礙上有一定效果。同時，褪黑激素類藥物和保健品在一定劑量範圍內短期服用副作用不大，但長期服用是否有害尚無明確結論。

褪黑激素是甚麼？

「褪黑激素」被稱為「暗夜荷爾蒙」（The Hormone of the Night），是由大腦中的松果體分泌的。當外部光線從眼睛到達主生物鐘所在的視交叉上核時，它會將光訊息傳達到松果體，而松果體會隨着光線變化有規律地調整褪黑激素的分泌量：在我們入睡前大量分泌，為肌體做好睡眠準備；隨着光照越來越強，褪黑激素也就產生得越來越少，幫助我們順利醒來。

褪黑激素需要通過激活受體來發揮生物作用，人類的褪黑激素受體有 MT1、MT2、MT3 三個亞型，其中 MT1 有抑制生物鐘、誘導睡眠起始的作用；MT2 主要涉及晝夜節奏的調節；MT3 的作用目前還不明確。也就是說，如果使用的褪黑激素產品不能激活對應受體，那麼就可能是無效的。

外源性褪黑激素有用嗎？

常見的外源性褪黑激素一般是人工合成，或從動物的松果體中提取，當我們服用後能否精準激活褪黑激素受體，並達到理想效果目前還不十分明確。而且褪黑激素並不遵循典型的劑量—效應曲線，因此吃得多並不代表就能更有效。同時，對於並不缺乏褪黑激素的人來說，人為從外部補充的效果也不確定，還有可能讓大腦對這種激素降低敏感性。而且由於褪黑激素半衰期短，作為保健品使用濃度會高於生理濃度，長期使用對自身內源褪黑激素分泌可能產生影響。

有研究者發現：外源性褪黑素可以使睡眠潛伏期縮短 12.69 分鐘，睡眠效率提高 5.15%，總睡眠時間延長 7.6 分鐘。該研究的結論是，外源性褪黑素對治療睡眠可能有一些作用，但更針對本身夜間褪黑激素缺乏或分泌不足的老年人，對於最佳給藥劑量和時間還有待研究。此外，有其他研究指出，褪黑激素在抗老、美容、維持睡眠方面的效果並不顯著，並且將它作為保健品長期或大量服用還可能有副作用。

雖然外源性褪黑激素在長期改善睡眠方面的效果不確定，但對於某些特定情況，在短期使用還是有一定效果並且相對安全的。比如，它對於輪班工作帶來的節奏失調型睡眠障礙、跨越多個時區後的時差反應是有改善作用的。也就是說，當你準備做一次跨越 5 個或更多時區的飛行時，在目的地於睡前時間服用褪黑激素可能會減少時差反應，但也無法讓你直接將時差倒過來。

解決失眠
其實可以不吃藥

撰文│張婧蕊　　插畫│毛毛蟲蟲　　部分圖片攝影│舒卓

當我們面對失眠，首先會想到的解決方式可能就是服用安眠藥。但其實除了藥物治療，以心理學為基礎的認知行為療法才是治療慢性失眠的首選方法。

我們為甚麼會失眠？

1987 年，心理學家斯皮爾曼（Spielman）提出的 3P 模型將造成失眠的主要原因。

⋯⋯⋯⋯⋯⋯⋯⋯⋯⋯⋯⋯⋯⋯⋯⋯⋯⋯⋯⋯⋯⋯⋯ 3P 模型

1. 易感因素
天生睡眠生成系統功能低下或有高度覺醒反應
- 有家族失眠史
- 性格敏感，容易過度焦慮

> 與生俱來容易失眠

2. 誘發因素
失眠發生的誘因
- 家中出現變故
- 人際關係矛盾
- 工作、學習壓力過大
- 慢性疾病

> 導致出現急性失眠

3. 維持因素

為了應付失眠，所採用的各種不良應對策略

- 晚上過早上床
- 白天頻繁補眠
- 睡前飲酒助眠

繼而發展為慢性失眠

‖ 急性失眠不可怕

　　如果我們沒有正確對待失眠，反而用一些錯誤行為去刺激它產生維持因素，那急性失眠就有可能轉變成慢性失眠。打個比喻，有些人因為失業的壓力而失眠，但找到工作之後還是睡不着，這有可能就是因為在急性失眠期採取了一些不當的睡眠策略，導致誘發因素轉變成維持因素所造成的。

　　在床時間過多和睡房中與睡眠無關的行為增多是維持因素出現的主要原因，而失眠的認知行為治療（Cognitive-Behavioral Treatment of Insomnia，簡稱 CBT-I）主要就是通過控制患者待在床上的時間和阻止睡房中與睡眠無關的行為的發生來消除維持因素，從而治療慢性失眠。簡單來説，CBT-I 就是一種心理治療，通過每天撰寫睡眠日記，每週和醫生見面，利用刺激控制、睡眠控制等治療方法，使身心重新回到一個健康的睡眠狀態。

　　經過臨床數據驗證，CBT-I 治療慢性失眠的短期療效（4 至 8 週）與安眠藥相當，而長期治療的效果更為突出，治癒率能夠達到 80%，並且無任何副作用、安全性很高，是目前國際上首選的治療慢性失眠的方法。

記錄你的睡眠情況

　　CBT-I 治療的第一步，就是要求患者寫睡眠日記。醫生會指導患者記錄每天與睡眠有關的各項細節，通過睡眠日記你可以掌握自己每天睡眠的基本情況，也為醫生提供有用資料。

睡眠日記

姓名：_____　　天數：_____　　日期：_____

● **今天的用餐時間**

早餐：_____　　午餐：_____　　晚餐：_____

● **在每個時段你有以下哪些行為？**

	早餐前或早餐時	早餐後到午餐前	午餐後到晚餐前	晚餐後
含咖啡因的飲料				
含酒精的飲料				
抽煙				

● **今天用了甚麼藥物？**

藥名	用藥時間	劑量

● **白天小睡了_____ 次**

開始時間：_____　　結束時間：_____

● **上床時間：**

熄燈睡覺的時間：_____　多少分鐘才入睡：_____　最後醒來的時間：_____

如何醒來：鬧鐘 □　　吩咐他人喚醒 □　　被吵醒 □　　自然醒 □

入睡後，夜間醒來的次數：_____ 醒來的總時間：_____ 醒來的原因：_____

● **自我評級**

睡眠質素：非常差　1□　2□　3□　4□　5□　非常好

起床後的情緒：非常緊張　1□　2□　3□　4□　5□　非常平靜

起床後的清醒程度：非常昏沉　1□　2□　3□　4□　5□　非常清醒

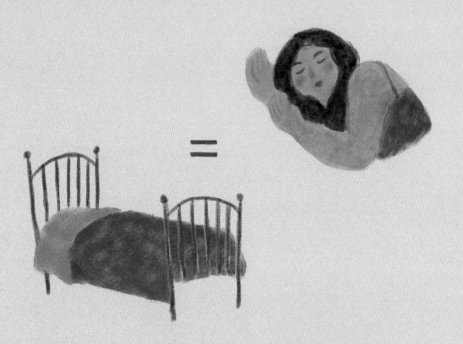

重塑床與睡眠的關係

看書、玩手機、打機……我們經常會在床上做很多與睡眠無關的事，但這些行為恰恰削弱了床與睡眠之間的聯繫，讓入睡變得更加困難的同時也更容易從睡眠狀態中醒來。

而 CBT-I 中的刺激控制療法則通過某些指令來限制患者清醒時躺在床上的時間和行為，從而加強床與快速而穩定的睡眠之間的聯繫，比如：

① 當感到疲倦時才上床；

② 除了睡眠和性活動以外不要在床上進行其他活動；

③ 醒來的時間超過 20 分鐘時離開睡房；

④ 再次有睡意時才回到床上；

⑤ 不論睡眠量多少，在一週內保持一個固定的起床時間；

⑥ 日間不要打盹。

其中③和④可重複進行。一旦床與睡眠重新建立聯繫，大腦形成條件反射，我們上床之後很快就會感到疲倦，迅速進入睡眠狀態。

壓縮在床時間
提高睡眠效率

假如你每天晚上 11 點上床，第二天早上 10 點起床，在床的時間有整整 11 個小時，但如果除去睡眠潛伏期和中途醒來的時間，實際入睡的時間只有 5 個小時的話，顯然，你的睡眠效率是很低的。

為提高睡眠效率，醫生會通過延遲就寢時間來控制在床時間，再保持一個固定的覺醒時間，這樣就能使在床時間和平均總睡眠時間盡量接近。然後再逐步將就寢時間往前提，慢慢增加總睡眠時間，這就是「睡眠限制療法」。

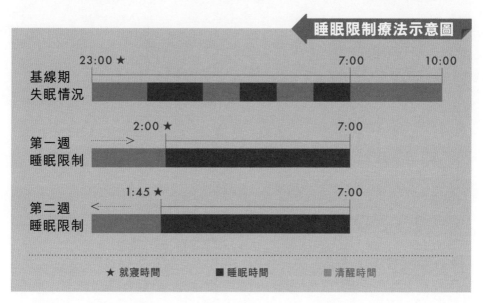

睡眠限制療法示意圖

除了上述提到的幾種主要的治療方法，還有一些如認知療法、放鬆訓練等輔助療法，具體的治療方案可以根據自己的實際情況，在醫生的指導下進行。與藥物治療相比，CBT-I 可能需要投入更多的時間和精力，效果也沒有藥物治療來得直接。所以，對於 CBT-I 來說最寶貴的就是堅持二字，積極配合治療、嚴格遵循醫囑、堅定信念。如果能做足，遠離失眠也許並沒有那麼遙不可及。

治療失眠
重在激活自身睡眠能力

撰文｜萱草　編輯｜張婧蕊　部分圖片/攝影｜王海森

　　去年 3 月，我因嚴重失眠去醫院就診，被診斷為抑鬱狀態，開始吃抗抑鬱藥。

　　除了抑鬱帶來的各種身體症狀，困擾我的最大敵人 —— 失眠。那個冬天，我一夜躺在床上輾轉難眠，整晚睜眼到天亮。吃安眠藥也只能睡幾個小時，甚至完全睡不着。嚴重的失眠讓我的心跳失去正常速率，精神無法集中，手不自覺地抖，整個人處於嚴重的絕望和焦慮之中。

　　最嚴重的那個月，藥物吃下去也只能睡 3 至 5 個小時。那時，每到快睡時，我看着安眠藥就緊張。安眠藥吃到第二個月，睡眠仍沒有明顯改善，一旦不吃，又恢復到整夜不睡的狀態。

　　這時，精神科醫生問我，是願意繼續吃安眠藥，還是參加他主持的失眠認知行為療法（CBT-I）的項目，慢慢戒斷安眠藥。

▍瞭解睡眠 認識睡眠

　　出於信任，我加入了項目組。第一次治療是團體課，大家坐在一起由醫生講解如何認識慢性失眠，以及治療原理是甚麼。我知道，CBT-I 治療方法從失眠的維持因素入手，學習應該如何入睡、如何應對夜醒、早醒等問題。整個治療過程中，團體課共 5 次，主要是糾正對睡眠、失眠的錯誤認知；此外，每週見一次醫生，討論對睡眠的認知。

　　療程最主要的內容是每天寫睡眠日記，用醫生提供的表格

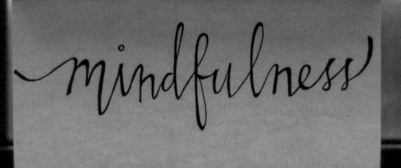

記錄每天幾點入睡、用了多久入睡、幾點夜醒、早上幾點起床等等。醫生會根據數據，規定每天上床準備入睡的時間，以及起床時間，並必須嚴格每週去見一次主診醫生，跟他討論自己的執行情況，影響入的原因。醫生用總睡眠時間除以總在床時間得出睡眠效率，當睡眠效率在某個數值以上時，就會把上床的時間提前 15 分鐘。

　　人天生具有睡眠能力，通過限制在床時間激活身體的睡眠能力。不可以早上床，要熬到倦得不行了再上床。躺下一旦超過 20 至 30 分鐘無法入睡，千萬不能繼續躺着，一定要離床，

離開睡房，去做一些無聊的事情，有倦意再上床。如果 20~30 分鐘還是無法入睡，繼續重複這套流程，直到睡着為止。夜醒之後的應對方法亦是如此。此外，除了規定的上床時間，其他時間要站着或坐着，不能躺在梳化或其他地方。目的是讓人對床和躺着的狀態形成明確的條件反射：只要躺在床上，就是入睡狀態。

失眠不可怕

在運用 CBT-I 療法治療失眠的同時，我也跟隨老師學了很多有關睡眠的知識，調整了原先對於睡眠的錯誤認知，包括：

① 失眠問題不至於太可怕，患者對失眠過度焦慮，往往是「愈睡不着，愈焦慮」的主要心理根源。

②「午覺」沒有科學依據，不睡午覺不會對身體產生危害。

③ 睡眠時間因人而異，「睡不夠 8 小時就是慢性自殺」等類似的宣傳是偽科學。只要自我感覺不影響第二天的生活，也不應焦慮，要接受自己睡眠時間少的現實。

④ 人人都會做夢，如果醒來記得自己的夢，只是說明自己在睡眠的「快速眼動期」醒來，並不代表睡眠質素差。

調整自己　探索自己

入組第三週，我成功戒掉了安眠藥。其後，都是在醫生的指導下調整睡眠規律，改善睡眠質素。期間，也反覆失眠。比如頻繁夜醒後睡不着，中間仍伴隨抑鬱的軀體症狀：半夜醒來心律失常，上肢疼痛，大汗等。同時，我也用過正念觀呼吸等方式調整自己。

最重要是，調整了對睡眠的認知後，我減少了對失眠的焦慮和恐慌，狀態慢慢愈變愈好。現在我已經完全擺脫了失眠，逐漸走出抑鬱狀態。我想，治療失眠最重要的是不斷探索自己的內心，學習控制情緒的方法，讓自己的心態和狀態變好。這應該是失眠和抑鬱帶給我生命的一份禮物。

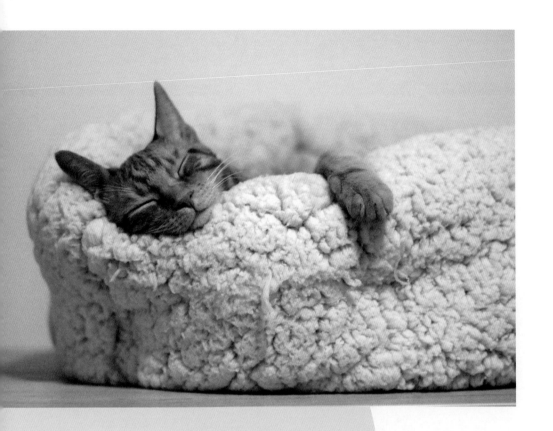

▌甚麼是睡眠醫學中心？

　　我們好像很少把「睡不好」當成一種病。但實際上，現在確診與睡眠相關的疾病有將近 90 種，主要可以分為兩大類：睡眠本身失調的疾病，如失眠、睡眠量增多、規律障礙等，和在睡眠中並行的疾病，如睡眠呼吸障礙、異態睡眠、睡眠相關運動障礙等。

　　睡眠醫學中心作為睡眠醫學研究的基礎實驗室，就是用來診斷和治療這些睡眠疾病的地方。而在前往就醫前，可以先判斷一下自己的睡眠問題屬哪方面。如失眠、睡眠規律障礙疾病等可能需就診於精神心理科睡眠醫學中心，睡眠呼吸障礙可能需要就診於耳鼻咽喉頭頸外科、呼吸內科相關睡眠醫學中心。

睡眠醫學中心就診指南

撰文｜曹鑫　編輯｜張婧蕊　插畫｜毛毛蟲蟲

如果你的睡眠問題已經嚴重到影響日常生活，並且給你的身心都帶來極大的困擾和痛苦，此時選擇去睡眠醫學中心就診，接受專業的醫療幫助是有必要的。

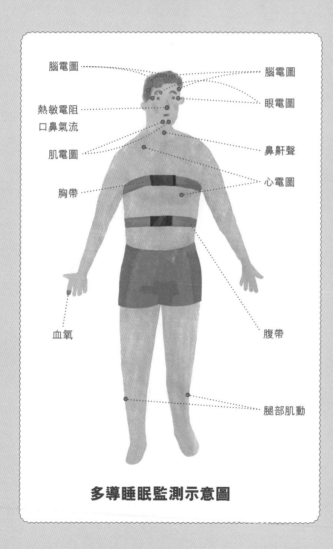

多導睡眠監測示意圖

腦電圖
熱敏電阻
口鼻氣流
肌電圖
胸帶
血氧

腦電圖
眼電圖
鼻鼾聲
心電圖
腹帶
腿部肌動

普通門診 1

初步診斷睡眠相關疾病、開始相關檢查。

睡眠醫學中心 2

多導睡眠監測　　　　　　　　　　3i

　　多導睡眠監測的方法主要包括兩種：

　　第一種是患者在睡眠中心做整夜的多導睡眠監測，監測內容包括腦電、肌電、眼電圖、氣流、呼吸、血氧飽和度、心電、音視頻等指標。

　　第二種是家庭睡眠監測，患者將睡眠呼吸監測儀帶回家，在家進行整夜的睡眠呼吸監測，第二日再將監測儀送回睡眠醫學中心，進行數據下載。監測內容包括睡眠結構、睡眠期間的呼吸、血氧飽和度、鼾聲等指標。

用於診斷睡眠相關呼吸障礙，排除異態睡眠、睡眠相關肢體運動障礙等疾病。

睡眠日記　　　　　　　　　　　　3ii

　　睡眠日記是通過每日記錄關燈準備入睡、睡眠、臥床、起床等情況，來了解睡眠質素、睡眠規律的方法。

體動儀監測

　　通過體動監測儀記錄的腕部活動的數據變化，推測出睡眠和清醒的時間。

　　　　用於診斷失眠、規律障礙。

多次小睡試驗和醒覺維持試驗　　　3iii

　　進行 4~5 次小睡，分別測試入睡情況、維持覺醒的能力，監測內容包括腦電、眼電、下頜肌電、心電圖等，以分析睡眠結構。

　　　　用於判斷日間嗜睡狀況

根據檢測結果　　4
確診睡眠疾病

相關部門聯合　　5
治療

讓孩子好好睡覺

撰文 / 攝影　│ 舒卓

　　睡不好不僅會影響孩子的身體發育，還會對其心理、性格、社會性和家庭關係等帶來負面影響。讓孩子好好睡覺，更容易養出一個「好孩子」。

你需要重視孩子的睡眠

　　有專家發現，嬰幼兒時期的睡眠習慣和質素會影響他們成年後的睡眠，如果不及時解決孩子的睡眠問題，一些習慣就很難根除。睡眠模式與孩子的脾氣、哭鬧行為是有關的，對高速發育階段的孩子來說，睡眠對於大腦，如同鈣質之於骨骼。而且有些問題在長大後才會被發現，例如注意力不足、過度活躍症、學習障礙、抗壓能力差等，都和年幼時的睡眠狀況相關。

剛出生的孩子沒有晝夜概念

　　孩子剛出生時是醒着的，然後入睡，接着醒來，大約 10 個小時後會再次入睡，這個階段的醒 / 睡模式，或者說節奏是自然發生，與是否饑餓無關。不要害怕孩子因為睡太多，擔心吃奶時間不夠而去叫醒他們，謹記嬰兒期睡眠比吃奶重要。剛出生時是嬰兒睡眠的甜蜜期，他們的身體和大腦迅速發育，接着幾天後一直到 6 週內，很容易出現哭鬧、纏人的情況，這個幾乎無法避免，也是「坐月」裏孩子難湊的原因。

體溫、皮質醇、褪黑激素逐漸發揮作用

　　孩子的體溫白天上升，晚上下降；6 週時，睡着時的體溫會低於臨睡前；6 週後這差距會進一步增大，而睡眠時間也跟着延長。也是在這個時期，哭鬧開始減少，孩子對晝夜逐漸有感知能力，開始形成夜間睡眠機制；12 到 16 週時，睡眠模式開始成型。3 到 6 個月時，皮質醇的分泌會逐漸規律，在清晨達到最高，午夜最低，這關係到孩子的情緒和行為亢奮與否。此外，新生

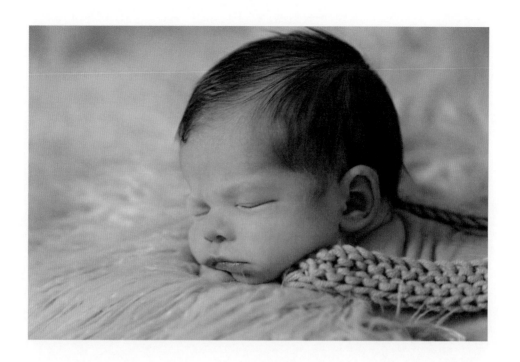

兒體內褪黑激素水平較高，這是由母體的松果體分泌並通過胎盤傳輸給嬰兒。出生一週內，繼承自母體的褪黑激素逐漸消失；約 6 週後隨着自身的松果體發育，嬰兒才開始自己分泌褪黑激素，但量很微小；在 12 到 16 週時，才能在夜間達到高峰值。養育者要在這時去摸索變化中的睡眠規律，排除干擾因素，更不要主動去破壞孩子的睡眠規律，避免在睡夢中叫醒他們。

「哄睡」是一門技術

下列的睡前程序，也許可以幫助你和孩子更好地度過「學習睡着」的階段：

◎ 入睡前，減少外界的刺激，如噪音、燈光、玩耍等；

◎ 睡房保持安靜，關閉燈光，溫度與濕度適中；

◎ 洗個溫水澡；

◎ 浴後輕柔按摩，塗抹保濕乳；

◎ 穿睡衣，避免寶寶踢被子後因冷而提前醒來，並準備好乾爽的小毯子；

◎ 餵奶，記得「掃背」；

◎ 輕拍寶寶或把寶寶放進搖籃輕柔搖擺；

◎ 哼唱搖籃曲；

◎ 説些寶寶喜歡聽的詞或短語，發出寶寶喜歡聽的聲音；

◎ 做有規律的哄睡動作，對於不太容易入睡的寶寶，拍睡時可用手臂或部分身體輕壓寶寶；

◎ 如果寶寶必須在大人懷中入睡，留意把寶寶放在床上時的動作宜輕柔，最好是在入睡 15 分鐘後再放下，針對易醒的寶寶，在放下後可用手臂或部分身體輕輕壓在寶寶身上數分鐘；

◎ 不要一聽到寶寶發出聲音就立刻衝過去看，避免這些行為導致寶寶徹底中斷睡眠；

◎ 確保寶寶在白天有足夠的小睡，抓住寶寶疲倦的時機；

◎ 養育者需要有足夠的耐心、信心和愛意、平和的情緒，給寶寶提供安全感。

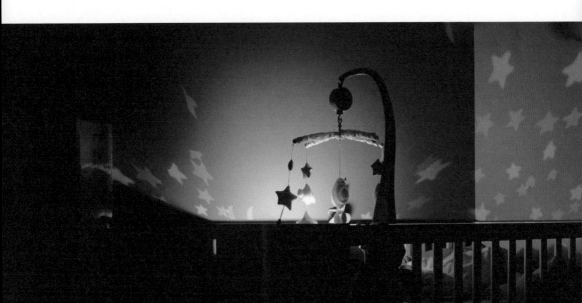

- **留意寶寶疲倦的跡象**

  □ 活動減少

  □ 行動速度放慢

  □ 話語（呀聲）變少

  □ 吮吸動作越來越不明顯，越來越慢

  □ 更加安靜平靜

  □ 對周圍事物興趣降低

  □ 眼神渙散不集中、眼皮下垂

- **YES or NO**

  □ 剝奪孩子白天的小睡　　　　　　　　　　　　　　　　　✗

  □ 隨意改變孩子白天小睡的規律　　　　　　　　　　　　　✗

  □ 白天睡得好，晚上才能睡得好　　　　　　　　　　　　　✓

  □ 有時早醒是因為睡得太晚了　　　　　　　　　　　　　　✓

  □ 白天睡覺拉窗簾　　　　　　　　　　　　　　　　　　　✗

  □ 白天保證一定量的日光接觸有利於形成晝夜規律　　　　　✓

  □ 白天小睡保持絕對安靜　　　　　　　　　　　　　　　　✗

  □ 在搖籃或汽車內睡覺　　　　　　　　　　　　　　　　　✗

  □ 用奶嘴安撫情緒幫助入眠　　　　　　　　　　　　　　　✓

  □ 整個睡眠過程都含着奶嘴　　　　　　　　　　　　　　　✗

  □ 運動量愈大、愈消耗精力，孩子睡得越好　　　　　　　　✗

  □ 注意觀察寶寶的睡眠規律，睡前避免過於興奮　　　　　　✓

  □ 愈累愈倦愈容易入睡　　　　　　　　　　　　　　　　　✗

  □ 孩子睡不好是因為母乳質素不好　　　　　　　　　　　　✗

  □ 養育者的情緒，尤其媽媽的情緒會影響孩子的睡眠　　　　✓

  □ 媽媽不一定總是哄睡的最佳人選　　　　　　　　　　　　✓

  □ 當孩子出現哭鬧、易怒、難哄的情況，

  　　常常是疲倦過度，錯失了最佳哄睡時機　　　　　　　　✓

床的歷史

撰文｜高龍　　插畫｜毛毛蟲蟲

想要深入了解睡床，歷史是一個不錯的切入點。

西方的床

01

最早的床，是由草和葉子堆成的。

世界上最古老的床可以追溯到 77000 年前的南非誇祖魯—納塔爾省。本質上，它是一張由不同植物疊成的厚墊子，大約 30 厘米厚，2 平方米大，可以容下整個家庭睡在上面。

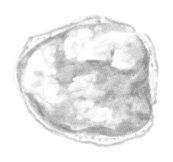

02

有一種床，叫作法老的床。

床的發展，在古埃及時代達到第一個巔峰，其中最具代表性的就是出自法老圖坦卡蒙墓葬的哈托爾牛頭靈床：包裹金箔的烏木床架，牛頭裝飾和牛蹄床腳，現在看來依舊令人歎為觀止。

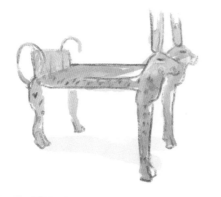

⓪③

帶靠背的臥榻 —— 梳化？

沿襲了古希臘人的生活方式，古羅馬
人也喜歡在臥榻上睡覺和進餐。於是
古羅馬人開始對自己的床進行升級：
不僅在外觀設計上大量使用鑲嵌和浮
雕工藝，還創新地為臥榻加入可以倚
靠的靠背。這也成為現在梳化的雛形。

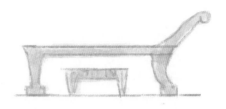

⓪④

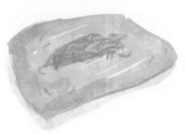

床褥的誕生可能與裸睡有關。

進入中世紀以後，歐洲基層市民的起居標
準一下退回新石器時代。以德國人為例，
他們所謂的床就是在一堆葉子上鋪上皮
革。艱苦的條件以及裸睡的習慣孕育出現
代床褥的雛形，即一個填滿羽毛、羊毛或
頭髮的皮革袋子。

⓪⑤

四柱床，既是貴重財產，也是隱秘空間。

十二至十四世紀堪稱古埃及之後床具發展
的第二個巔峰，不僅床褥正式誕生，還出
現了充滿私密度的四柱床。當時，一張配
有奢侈華蓋、帷幔以及床笠的四柱床是讓
人稱羨的貴重財產。

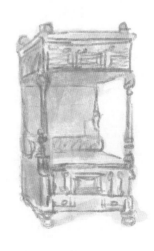

06

比特大號還大的床有多大？

從十五世紀開始，床的尺寸開始愈變愈大。十五世紀時，床的尺寸最大可達到2.4 米 ×2.1 米；到了十六世紀，位於英國赫特福德郡的白鹿酒店（White Hart Inn）中甚至出現了 3.38 米 ×3.26 米的超級大床，據說可以同時睡下 16 人。

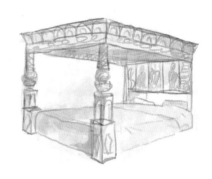

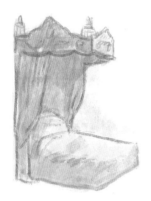

07

為床品而瘋狂。

文藝復興的 300 年，既是床的尺寸愈變愈大的300 年，也是歐洲上流社會為床品瘋狂的 300年。人們對奢侈床品的追求甚至催生了「包覆師」這個職業，他們的任務就是，想盡辦法讓整張床密不透風，最大限度地保證溫暖和舒適。

08

真正意義上的現代睡眠，從彈簧床褥的誕生開始。

1871 年，德國人海因里希·韋斯特法爾發明了第一張彈簧床褥。不過由於採用牽連式彈簧結構，極易因為翻身而影響床伴的睡眠。直到 1899 年，英國機械工程師詹姆斯·馬歇爾發明了獨立袋裝彈簧床褥，改善了這種情況，人類自此徹底開啟了舒適、安靜的睡眠時代。

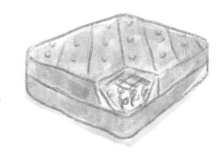

中國的床

01

席地而睡的日子。

早在春秋戰國時期就存在四面圍欄並做
工精湛的木質高床，但對於漢代之前的
中國百姓來說，鋪張蓆子睡在地上才是
生活日常。對他們來說，席地既是進餐
方式和會客方式，也是睡眠方式。

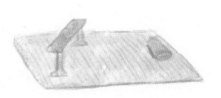

02

床榻和交椅。

西漢後期，出現了榻。起初榻和床一樣，
兼具坐臥兩種功能。直到魏晉時期，人們
才開始專門用床代替睡覺用的臥具，用榻
代表供休息和待客用的坐具；漢代還有一
種名為「胡床」的高型坐具，你可能對它
在宋代的名字更加熟悉 —— 交椅。

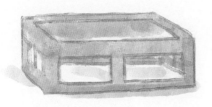

03

不愛跪坐的魏晉人。

在自由開放的魏晉，象徵禮節的跪坐
逐漸被更加隨心所欲的箕踞坐和斜坐
取代，而坐姿的改變也直接導致高型
坐具和臥具的誕生。某種程度來說，
中國家具歷史上最重要的一次變革，
就是不愛跪坐的魏晉人一手促成的。

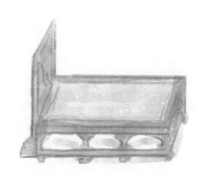

再見！睡不好

CHAPTER 3　解密・REVEAL

明代，中國古代家具的巔峰。

始於魏晉的高型家具，在宋代初步
定型，在明清發展達到鼎盛，並形
成了以架子床、羅漢床和拔步床為
主的三大類床具。但康熙之後的清
代家具力求用料奢華和工藝繁複，
如果只以功能而論，大方實用的明
代家具已經達到古代家具的巔峰。

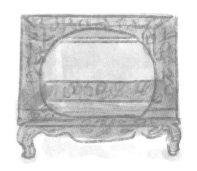

05

從廣作到海派。

鴉片戰爭之後，租界的出現導致家
具風格的西化，其中以廣作家具和
海派家具最為知名。廣州因為接受
西洋風氣影響較早，所以起源於廣
州的廣作家具歷史更悠久；但上海
因為列強齊合，受其影響的海派家
具則風格更成熟。

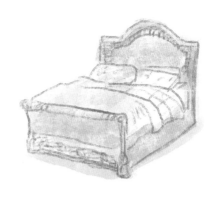

當代的床

01

1929 年，英國化學家愛德華‧阿瑟‧墨菲發明了發泡橡膠（Latex Foam）。1931 年，世界上第一張乳膠床褥在英國誕生。優越的回彈性和支撐力更符合人體工程學，有助矯正不良睡姿，適合不同體重人士使用。

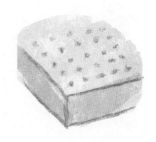

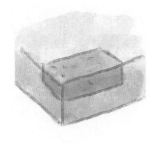

02

1966 年，美國國家航空航天局工程師研製出記憶棉。因為這種材料在受到外力壓迫時會將壓力均勻分散至整個接觸面，並在壓力消除時慢慢恢復到原來的形狀，美國國家航空航天局將其應用於宇宙飛船座椅設計。1991 年，世界上第一張商業記憶棉床褥誕生。

03

之後，乳膠床褥和記憶棉床褥不斷更新換代，同時也出現了彈簧乳膠複合床褥和彈簧記憶棉複合床褥這些新型彈簧床褥。除了材料的升級，為應對都市人易患腰椎疾病的問題，分區床褥應運而生，即根據人在床褥上的各個着力點的不同，在床褥的不同區域採取不同的結構。除了常見的支撐肩頸部、腰腹、腿部三大受力點的三區式，還有劃分更細緻的七區和九區式床褥。

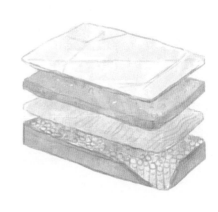

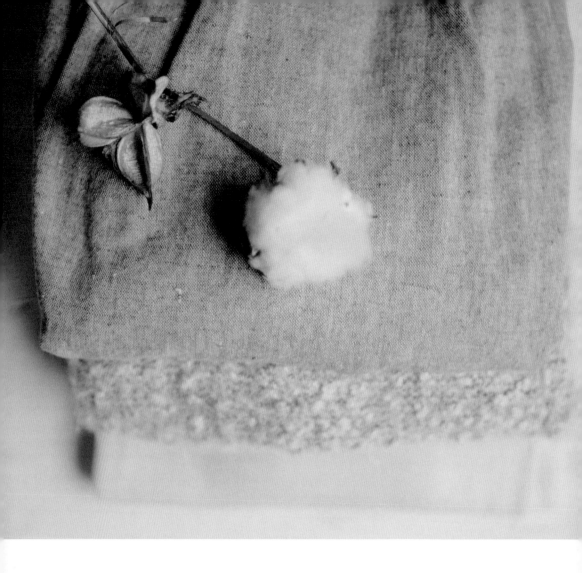

迷人的材料

撰文 | 高龍　　部分圖片攝影 | Jean-Philippe Delberghe

　　那些改變人類生活的發明背後，可能是一種全新材料的發現。我們對發明喜聞樂見，卻總是對材料的迷人之處視而不見。

棉和麻

提起棉與麻，我們總習慣説成「棉麻」。其實按照出現的早晚，正確説法應該是「麻棉」才對。作為歷史最悠久的兩種天然纖維，棉的出現可以追溯到公元前 5000 年，而麻的歷史更在 2.6 萬年以上。

不過我們習慣將棉放在麻前，與歷史沒有多大關係，而是由棉花在現代社會的重要地位決定的，從誕生之初，棉花就有「奇蹟纖維」的稱呼。它的三個組成部分：棉纖維可以用來紡紗織布；棉籽則被做成供我們食用的棉籽油，以及餵養牲畜的高蛋白飼料；棉絨，即軋棉後棉籽表皮上剝下的短纖維，用來製造膠片、紙張、塑料甚至火藥。

除了能物盡其用之外，棉花遠超同類的綜合表現，也是它被稱為「奇蹟纖維」的原因，即吸濕耐熱、柔軟親膚、耐久度適中、不易引發敏感，而且性價比極高。據統計，230 千克原棉可以製作 215 條牛仔褲、1,200 件襯衫、750 張單人床床單、4,300 雙襪子或 680,000 個棉球。所以純棉理所當然成為製作床品的理想面料。

萬年之久並不誇張

在古埃及時期，亞麻面料的製作技術就已經相當成熟。不僅出現了讓人歎為觀止的「空氣編織」——每厘米超過 200 支的經緯密度，編織出來的長袍可以穿過一枚戒指；還誕生可以比現代帆布的粗亞麻衣物。同時，因為輕盈透氣和抗菌抗蟲等特性，亞麻還被認為是純潔和神聖的象徵。不僅祭祀時只允許穿亞麻衣物，就連木乃伊身上的裹屍布也是亞麻布料。對於古埃及的平民來説，穿戴亞麻最大的原因就是涼爽，穿戴亞麻時人的體感溫度要比其他纖維低 3℃至 4℃，因此亞麻還有「自然空調」的美譽。

亞麻屬韌皮纖維，纖維強度高，不易撕裂或戳破。因此亞

麻面料在誕生之初，就被用來製作床品。不過由於製作過程煩瑣，亞麻面料的產量一直不高。直到在拿破崙 100 萬法郎的懸賞之下，法國人發明了濕紡細紗機，亞麻紡織業才真正迎來興盛。發展至今，純棉依舊是全世界最常用的床品面料，但亞麻並沒有退出人們的視野，反而隨着「自然環保」生活方式的流行，成為越來越多人買床品時的首選。隨着科技的不斷進步，針對棉麻面料各種特性的紡織技術也日趨完善。根據不同的纖維長度、織法和經緯密度，棉布可以擁有不遜於亞麻的耐久性；同樣，極品亞麻也可以擁有不遜於海島棉的柔軟感。

乳膠

如果只是比較棉與麻，亞麻面料的抗菌性明顯更優。但如果將比較的範圍擴展至所有主流床品材質，那抗菌性最好的絕對非乳膠莫屬。

1954 年，德國古藤伯格大學的西奧·萊美斯博士證實，乳膠具有極強的抗菌性，從衛生角度出發，乳膠是最理想的寢具填充料，優於現行所有材料。乳膠床褥（Latex Mattress）逐漸成為奢華床褥的代名詞。乳膠床褥能被稱為「寢具之王」，靠的並不只是抗菌性能，還有其神奇屬性，以及製作工藝。

‖ 小心膠質誘發敏感反應

對於易過敏者，它不易滋生真菌塵蟎，幾乎零氣體揮發，擁有天然的低致敏性；對於易熱和易冷人士，它透氣性佳、排濕性強，能自然調節體溫，做到冬暖夏涼；對於體重較重及睡姿不正者，它優越的回彈性和支撐力，更加符合人體工程學原理，有助矯正不良睡姿；對於睡眠較輕者，它極強的靜音能力最大限度地避免了因為伴侶頻繁翻身而對睡眠造成的影響；對於注重耐用性者，它 10 年以上的使用壽命絕對算得上耐用。

說到缺點，乳膠床褥「唯二」的缺點也算不上真正的缺點──不夠柔軟和略顯昂貴。大部分天然乳膠床褥需要一個月左右的適應時間，期間床褥會逐漸由硬變軟，直到保持在適合你體重的軟硬度。事實上，天然乳膠的神奇特性以及乳膠床褥的製作工藝，讓它成為一個幾乎沒有缺點的存在。

1929 年，英國化學家從蛋糕攪拌器上獲得靈感，發明了發泡橡膠。直到今日，這套被稱為「鄧祿普工藝」的生產過程仍為世界上絕大多數乳膠製造商採用。

二十世紀五十年代，塔拉利兄弟發明了新的乳膠製作工藝──塔拉利工藝。這種工藝採用先注模、後真空的物理發泡方式，最終成品為閉孔結構；「鄧祿普」則是採用先發泡後注模的化學發泡方式，最終成品為開孔結構。

至於乳膠本身，也不用太過迷信產地。東南亞固然有着全球最優質的乳膠來源，但這並不代表全球最優質的乳膠寢具就來自泰國、馬來西亞。因為對乳膠寢具來說，原料只是質量的保證，工藝才是真正決定級別的因素。事實是，東南亞不乏使用優質乳膠、性價比十分高的乳膠寢具品牌。

記憶棉

如果說記憶棉的全稱「太空記憶棉」，則道出了它的緣起，它的別稱「慢回彈泡沫」（Slow Spring Back Foam）則直接點明了它的特性。

當記憶棉承受壓力時，這種材料的分子會發生「流動」，以貼合施壓物的接觸面輪廓，從而將壓力均勻分散至整個接觸面。當壓力消除時，它就會慢慢恢復到原來的形狀。數據顯示，經過 8 萬次的壓迫測試後，記憶棉的磨損率小於 5%，而其他高回彈材質的磨損率則約為 10% 至 15%。

太空棉床褥最顯著的兩個特點：溫感減壓特性和慢回彈特性。溫感減壓特性就是太空棉可以隨着對體溫的感應而逐漸變

得柔軟，同時吸收人體壓力將睡姿調整到最舒適的狀態，而對於下方未感應到體溫的部分，太空棉依然保持充分的支撐力。至於慢回彈特性，就是太空棉能將不規則形狀的壓迫調節到更均衡的狀態，同時提供均勻的支撐力，讓皮膚表面感受不到明顯的壓迫感，進而提高睡眠時的舒適度。正是這種蠶繭般的包裹效果，讓記憶棉床褥擁有無與倫比的舒適度，也讓它成為越來越多肩頸、後背和關節痛患者的首選。

‖ 主觀感受決定你給床的評分

太空棉床褥的缺點，容易變熱和容易變硬。溫感特性會讓記憶棉床褥隨着使用者的入睡而溫度升高，對於生活在熱帶地區或本身就是易熱體質的人來説，體驗並不友好；同時也會讓太空棉床褥隨着溫度的降低而變硬，回彈性變差。

幸好，太空棉床褥之後的發展，正解決這兩個問題的過程。席夢思公司的專利產品 AirCool® 記憶棉和 TempFlow 公司的專利空氣流通系統（Airflow Transfer System®）就是針對過熱問題研製的新品，有助分散人體熱量，保持最佳的睡眠溫度；針對過硬問題，解決方式則是將不同密度的記憶棉疊加使用，因為不同密度的記憶棉具有不同的溫感特性，這樣即使在低溫環境中太空棉床褥也能保持正常的回彈性。

如果説溫感特性導致的容易變熱和容易變硬是客觀事實，那過軟就是明顯的主觀感受了。比如説，植物性記憶棉床褥（Plant-based Memory Foam Mattress）或複合材質床褥（Hybrid Mattress）。前者使用椰子、大豆以及其他植物成分作為原料，回彈性比傳統記憶棉床褥更好；後者則在記憶棉之外添加彈簧、乳膠或凝膠夾層，保證慢回彈帶來的包裹感，同時提供更佳的支撐性，特別適合覺得彈簧床褥太硬，又覺得記憶棉床褥太軟的人使用。

即使在各式新材料層出不窮的當下，

棉花依舊是綜合表現最好、同時性價比最高的材料，

也是全球床品中最常用的面料。

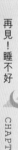

間中熬夜該怎樣辦？

撰文｜高龍　　插畫｜毛毛蟲蟲　　部分圖片攝影｜舒卓

如果說熬夜無法避免，那我們至少應該知道在熬夜之後，如何讓自己看上去沒那麼糟糕。

科學小睡——補眠

熬夜之後，很多人第一個反應就是「補眠」。不過，真的有用嗎？

美國賓夕法尼亞州立大學關於睡眠的實驗證明：補眠（連續 4 晚每晚少睡 2 小時後，連續 2 天每天多睡 2 小時）之後，雖然睡意和免疫系統回到正常水平，但注意力的集中程度並沒有完全恢復。即是說，連續熬夜之後的補眠作用有限，並不代表間中熬夜之後的小睡也沒有作用。

睡眠研究發現，如果你只是間中熬夜，在第二天下午 3 點前小睡，可以讓你更加精力充沛和全神貫注地度過這一天。關於小睡時間，最好控制在 30 分鐘內，以免進入深度睡眠，影響當晚的入睡。

一定要小睡嗎？

　　小睡的目的不是彌補失去的睡眠時間，而是幫你撐過熬夜之後的第二天。所以，睡與不睡完全取決於熬夜次日你能否像往常一樣社交和工作。可以的話，那就無須小睡。無法維持正常生活，那科學的小睡就可以幫你適當地補充精力，同時讓你的精神更加專注。

為甚麼盡量要在下午 3 點前小睡？

　　影響睡眠的重要因素之一就是睡眠動力，你可以把它理解為倦意。連續維持清醒的時間愈長，睡眠動力愈充足，入睡也就愈容易。所以，為了不影響第二天晚上的入睡，小睡的開始時間不宜超過下午 3 點。不過這條建議僅適用於間中熬夜但睡眠正常的人，對於失眠患者，日間小睡反而會導致睡眠動力不足，加重失眠症狀。

把精力吃回來

　　熬夜對我們身體飽受摧殘。這時，僅靠小睡並不夠，還要合理地補充營養，把精力吃回來。

維他命 B 雜

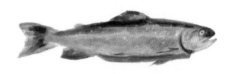

　　熬夜時，身體會消耗更多的維他命 B 雜，其中包括能量的主要來源——維他命 B_{12}。事實上，熬夜的許多後果，包括筋疲力盡、注意力難以集中、情緒低落等都與 B_{12} 的缺乏有關。所以，想要在熬夜之後把精力吃回來，不妨從 B_{12} 保健品或富含 B_{12} 的食物開始，如動物肝臟、魚類和蛋類。

人參

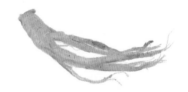

　　皮質醇是腎上腺分泌的一種類固醇激素，用來維持壓力狀態下我們身體正常的生理機能。皮質醇水平通常在我們睡覺的時候（約凌晨 0 至 2 點）達到最低點，熬夜會使皮質醇水平升高，導致極度疲勞、血壓升高、免疫力下降等問題。目前有些適應原草本植物有助調節皮質醇水平，人參就是其中最有效的一種。

椰子油

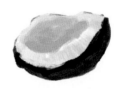

　　額外攝入脂肪並不會讓你在熬夜之後感覺煥然一新，但椰子油是個例外。它所富含的中鏈脂肪酸能被直接送入肝臟，並迅速轉化為能量為我們所利用。所以，不妨在熬夜之後的早餐食譜加入椰子油。

✖ 高碳水化合物食物

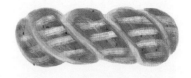

因為能夠快速提供能量，高碳水化合物食物是不少人熬夜之後的首選。不過這類食物的問題是，隨着食物的消化，人體的血糖會逐漸降低，反而會加劇筋疲力盡的感覺。所以，不要被高碳水化合物食物的「高能」所迷惑，熬夜之後宜選擇用富含蛋白質、膳食纖維和不飽和脂肪酸的食物來補充能量。

為甚麼適應原草本植物可以緩解壓力？

適應原草本植物（Adaptogenic Herbs），專指具有生理調節作用的藥用草本植物，代表植物為人參、甘草、聖羅勒和冬蟲夏草。它們通過平復和滋養腎上腺來調節腎上腺功能，從而抵消壓力對人體的負面影響，比如血壓和血糖升高，體重增加等。此外，它們還能讓身體的細胞獲得更多能量，幫助人體將代謝過程中的有毒副產品從體內清除。

沒時間做飯的上班族怎樣辦？

如果只能點外賣，建議選擇輕食沙律。沙律少油少鹽，且可以自由搭配食材，方便我們同時攝入富含維他命 B_{12} 的肉類、可以快速轉化為能量的不飽和脂肪酸，以及為我們提供多種微量元素的蔬菜和水果。

可不可以喝咖啡？

如果你每天都喝咖啡，那日間一杯咖啡讓你入睡困難的可能性很小。但如果你沒有喝咖啡的習慣，不建議通過攝入咖啡因而保持清醒，因為那樣有可能會影響你當晚的睡眠。其實，無論有沒有喝咖啡的習慣，都不建議飲含有高濃度咖啡因的能量飲料。

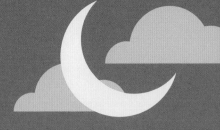

有一種工作，
是為了讓別人睡得更好

想解決睡眠問題，可以從哪門入手呢？
有人會找耳鼻喉專科、呼吸系統科，又或者是精神科⋯⋯
但其實有一種工作，有一些人
他們就是利用自己的休息時間來陪伴患者，協助他們遠離失眠之苦。

02
孫偉

01
郭兮恆

03
葉京英

撰文｜舒卓、張婧蕊　　編輯｜Tinco　　攝影｜高晨瑋

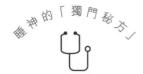

睡眠醫學專家

01

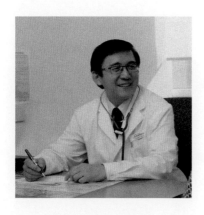

郭兮恆教授

睡眠呼吸病專家、北京朝陽醫院
呼吸睡眠中心主任、中國睡眠研
究會睡眠呼吸專委會主任委員、
全國睡眠呼吸疾病科學傳播首席
專家、北京睡眠與健康促進會會
長、婦幼健康研究會婦兒肥胖控
制專委會副主任委員、中國醫師
協會睡眠專委會常委、中華醫學
會呼吸睡眠學組委員、美國睡眠
科學院委員、從事睡眠呼吸疾病
專業診治和研究工作 36 年，具
有豐富的臨床經驗和獨特的診治
技能。

睡神的
「獨門秘方」

曾在一個科普節目中，北京朝陽
醫院睡眠呼吸中心主任郭兮恆教授，
被導演要求當場表演「秒睡」。在攝錄
機記錄下，他帶着腦電監測，閉目不
到三分鐘，就在眾目之下進入睡眠狀
態，被觀眾稱為「睡神」。

對病人有耐性和細心

1982 年，當時還當實習的郭兮
恆，遇到了中國睡眠呼吸障礙診治醫
學的開創者和奠基人黃席珍。那時國
內對鼾症和阻塞性睡眠呼吸暫停綜合
症的臨床與實驗研究才剛剛開始，國
內也就只黃席珍教授一人在研究睡眠
呼吸病學。有次巡房，黃教授看郭兮
恆對病人很有耐心，就說：「小郭，你
跟我一起觀察患者吧。」從此，當年的
小郭就一頭闖進睡眠醫學中心。

「觀察患者」就是對患者的整個
睡眠過程進行監測，現在已經有了非
常先進的多導儀器可以測出腦電圖、
心電圖等數據，也有專門協助醫生治
療的睡眠技師來做這工作。當年，郭
兮恆在患者入睡後，需要一直站在病

再見！睡不好

故事・STORY

143

床前，一手拿一根長長棉絮的牙籤，舉在患者面前，一手用秒表計時，整晚都沒有替換的人手。那時也沒有現在的血樣檢測儀、血壓靠人手去量，血氧指數就要抽血來去測。

病人睡時，郭兮恆要觀察病人；病人醒了要趕去做分析報告，上午做完報告立刻跑到飯堂食飯，用最快速度吃完午飯，然後一頭鑽在床上睡兩個小時；然後下午起來進行例行工作，晚飯後再睡一覺，睡到別人要睡覺了，他再起來去病房觀察病人。遇到特殊情況就利用零碎時間補眠，支離破碎的睡眠換來了一台「人肉睡眠監測儀」，也換到大量原始數據和臨床觀察。

治療睡眠 也在跟死神賽跑

以往，國內對嚴重的阻塞性睡眠呼吸暫停綜合症沒有甚麼好辦法，只能用氣管切開手術，但這是個大手術，很多人不願意承受。當時一位病人病情很嚴重，不肯接受手術，出院回家後沒多久，就傳來她的消息：某天睡着後去世了。這件事對郭兮恆影響很大，讓他意識到治療睡眠問題的意義，他深切體會到這工作的艱苦，更是一眼望不到盡頭的艱苦。

曾經有病人對郭兮恆說：「我已經跑了無數地方，太痛苦了，郭醫生你這是最後一站了，你要治不好我，我就自殺。」還有一次講座上，一個患者的電話多次打來，他覺得應該是事態緊急就只能暫停講座，接通後患者說：「郭醫生我打電話就是想跟你說，我要走了，想最後跟你道別。」遇到這樣的患者，郭兮恆別無選擇，只能和死神賽跑。

特製「安眠藥」

「效果」是頑疾患者看到希望的啟動鍵，詳細瞭解病史找到突破口是關鍵。曾有病人說：「我能在診室站一會兒嗎？我想聽你說話，聽你說話我回去能睡個好覺。」從此郭兮恆就更加有意識地訓練自己的語言狀態，語速、音量、態度等。他說病

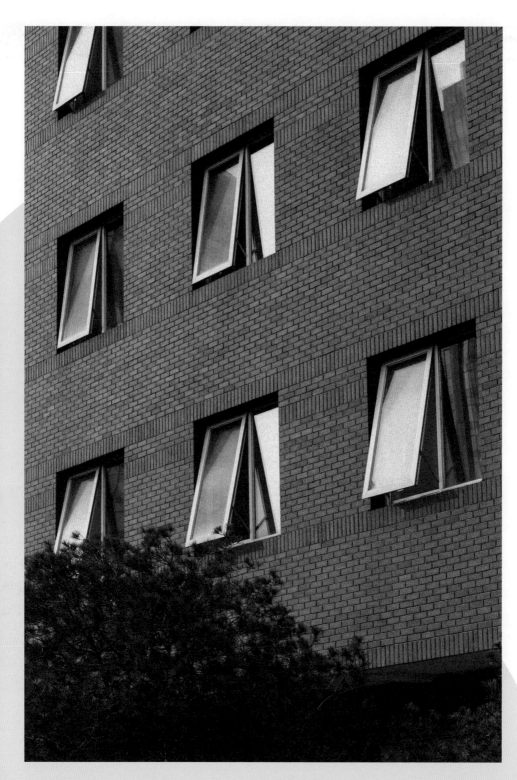

人從走進診室開始，治療就開始了，他走進來時心裏堵得慌，
走出去時感覺好些，這就是醫生的語言起了作用。很多病人都
有缺乏關懷的孤獨感與對疾病的恐懼，醫者的真誠相待就成了
良藥。

看不完的患者 不夠用的時間

　　有次郭兮恆在美國交流，當地睡眠中心的同行很自豪地説
自己已經從事睡眠診療 20 年，郭兮恆説：「我 30 多年了。」但
他沒説的是每天門診的數量，國內醫院的門診量可能是美國的
十倍，甚至數十倍。

　　曾經他是週一上班，天天晚上在醫院，週五才下班，及後
才有機會過似正常人的生活：「太太的全力支持讓我心無旁騖，
不然我自己的睡眠可能也要成問題了。」門診時間永遠不夠用，
睡眠門診的時間尤其短缺，醫生要有不疾不徐的態度，詳細的
問診和病人的故事都是消耗時間的因素。

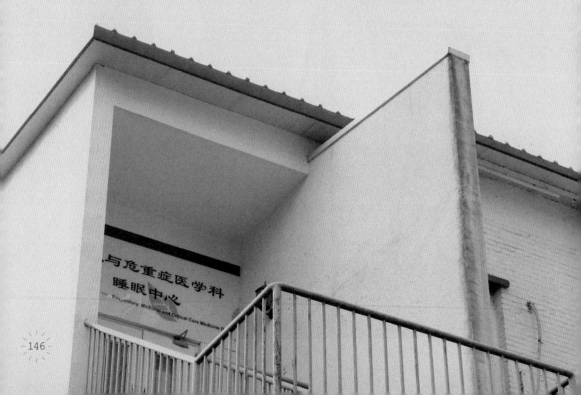

遇到必須聽完「故事」才能治病的病人，郭兮恆會讓他們在診室外坐下，等別的病患看診完成後再進來，拿出半個小時甚至一個小時，好好聽完那些不得不講的病因。為了節省醫患的時間和精力，除了改善自己的看診方式和醫院的就醫流程外，郭教授還得積極在媒體做科普。

至於「睡神」的天賦異稟，郭兮恆覺得主要是「掌握自己身心的開關」，也就是調解自我的能力，要控制腦子裏想甚麼。30 多年來在睡眠科的經歷，讓他「必須」掌握利用零碎時間補眠的能力，與睡眠形成良好的默契，只要清除雜念告訴自己要睡覺就能睡着。

後記

採訪期間數次被患者進入打斷，來看檢查結果的……但郭兮恆始終保持着微笑，甚至可以說是親切的微笑，處理每一次合理或不合理的要求，同解釋病情一樣溫和平緩。

有位 20 歲出頭的女孩，很焦慮自己的病情，郭兮恆安慰她，臨走問她：「你還抽不抽煙了？」女孩好像是收到家長輩的叮囑；還有個陪母親來覆診的小子，不明白藥物調整的原因，郭兮恆問他你做甚麼工作，然後拿起筆和紙，按照小子能理解的方式畫圖寫劑量，一目了然。

後來患者的事情處理得差不多了，他便輕鬆地說：「醫生得讓患者感覺舒服，從早上第一個患者開始，保持到最後一個患者，同一個態度同一個節奏，從複雜甚至曲折的訊息中理出頭緒，難度挺大的。」喝茶喝咖啡能提神，但郭兮恆不敢多喝，即使是口乾舌燥的時候也不行，因為能上洗手間的機會太少了。

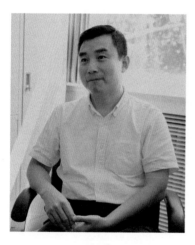
治療三部曲：改變行為、調整習慣、再用藥物。

孫偉

北京大學第六醫院睡眠醫學科副
主任醫師、睡眠中心主任；中國
醫師協會睡眠醫學專業委員會
委員。著有《失眠療癒》一書，
擁有 14 年治療失眠患者的臨床
經驗。

在診治過的十萬多個睡眠障礙患者中，北京大學第六醫院睡眠醫學中心主任孫偉博士遇到的年紀最小的患者，是一位因為考試成績不理想被批評的初一女生；而失眠歷史最長的是一位 82 歲的伯伯，受失眠困擾達 55 年；還有位患者在試過很多方法無效後，最後竟然請了位「大師」在紙上寫了「睡眠」二字，燒成灰吞服下肚……

失眠療癒指南

這些看似極端的案例，在失眠患者中並不算罕見，孫偉說他很難想像眾多失眠患者都承受怎樣的煎熬。多年來他不斷把自己心靈探索的成果和科學診療經驗結合起來，用「CBT-I 結合正念」的開創性治療方法，形成了一套人人都能理解的「標準化行動指南」，減少了患者的痛苦。

不睡覺也能休息 行走的生物鐘

雖然人人都有自己的生物規律，但是能夠嚴格遵行的，在現代社會中不是易事。孫偉常年恪守「晚十點半休息、早五點半起床」的作息規律，即使是出差飛機延誤也不會破壞這一鐵律。有一次飛機延誤，已過晚十點但起飛時間還遙遙無期，於是十點半時，孫偉準時閉上眼、盤起腿，就在候機大廳旁若無人般進入正念冥想的狀態。他說，如果沒有睡眠條件，進入正念冥想，也是一種很好的休息，讓大腦放鬆、清空，讓身體放下勞累，效果比得上真正的睡眠。

在嘈雜的環境中，如何能讓自己心無雜念地進入可以比擬睡眠的放鬆狀態？孫偉解釋，首先要認識到，我們睡眠的要義是為了休息，為了讓大腦和身體從勞累中解放出來，然後讓自己的意識專注地放在身體上，就能排除外界干擾。說起來很容易，這當然不是一下子就能做到，但只要堅持練習，大多數人都可以達到一定的效果。

患者的病根都在心裏

孫偉有一套「改善睡眠三部曲」的理論：先行動改善，再藥物輔助，最後從「心」根治。他認為失眠大多是心病，所以只有利用心理方法，才能達到根治的效果。

有一個 40 出頭的患者，曾因 10 年前父親患心肌梗塞離世而受到心理重創，變得對自己的健康狀況過分敏感。有一次體檢後發現自己的血壓最高為上壓 150，讓他精神壓力倍增，於是開始了長達三個月的失眠。又因為害怕藥物，一直拒絕服用安眠藥。孫偉認為，他的失眠不是高血壓本身導致的，但這引發了他的恐懼和焦慮，當他明白了高血壓並不一定都會導致心肌梗塞後，失眠立刻得到緩解。打破舊有的「思維規則」，解開心結有時能有效的治療方案。

愈睡不着，就愈焦慮和害怕，結果失眠更加嚴重，導致惡性循環──這是非常普遍的一種現象。想幫這類患者走出這種惡性循環，孫偉會強調一個認知：不必對睡眠過於糾結，真正傷害身體的是失眠帶來的煩躁，其實正念一小時所獲得的休息和睡一小時差不多。

是「問題」也是「資源」

患者來到診室一般都會一股腦地講出自己的問題，但醫生只看到問題還不行，孫偉強調還要看到「資源」，這個「資源」是指能拿來幫患者解決問題的條件。

有時他會問患者：「你信甚麼？」，如果信基督教，那他就用愛和寬容來做引導；如果信佛教，那就用「禪定」來啟發；他也常用中國傳統文化中的概念來解釋生物鐘，人應「子時而息」，子時也就是晚上 11 點到凌晨 1 點這兩個小時，是最能讓人得到休息、獲得能量的時間，幫助信仰中國傳統文化的患者堅定 10 點半上床準備入睡的信念。

在門診時能夠解決的心理問題是很有限的，孫偉也鼓勵患者自己多去學習和練習正念，着眼於當下，放下自己心裏的壓力。另外，他也會為患者準備「小紙條」，上面有他的獨門錦囊「五字訣」：「上下不動靜」，即「晚上十時半上床」、「早晨五時半下床」、「不補覺、不午睡、不賴在床上做與睡眠無關的事情」、「白天，做有氧運動 1 小時」、「每天做漸進式肌肉放鬆、靜心練習 1 小時」。

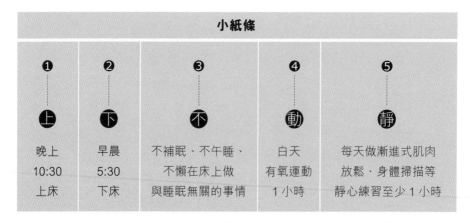

小紙條				
❶	❷	❸	❹	❺
上	下	不	動	靜
晚上 10:30 上床	早晨 5:30 下床	不補眠、不午睡、不懶在床上做與睡眠無關的事情	白天有氧運動 1 小時	每天做漸進式肌肉放鬆、身體掃描等靜心練習至少 1 小時

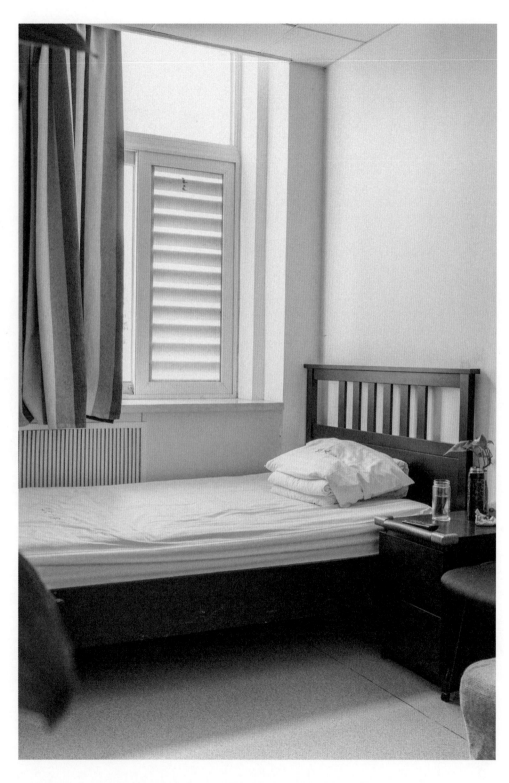

睡眠醫學專家

03

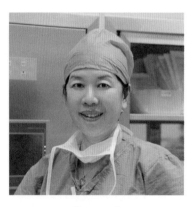

葉京英

博士生導師，北京清華長庚醫院
主任醫師、專科部部長、耳鼻咽
喉頭頸外科主任，清華大學精準
醫學研究院副院長，享受國務院
特殊津貼專家，中國醫師協會睡
眠醫學專業委員會主任委員，中
國醫療保健國際交流促進會睡眠
醫學分會副主任委員，海峽兩岸
醫藥衛生交流協會睡眠醫學專業
委員會副主任委員，中國睡眠研
究會第五屆理事會副理事長。

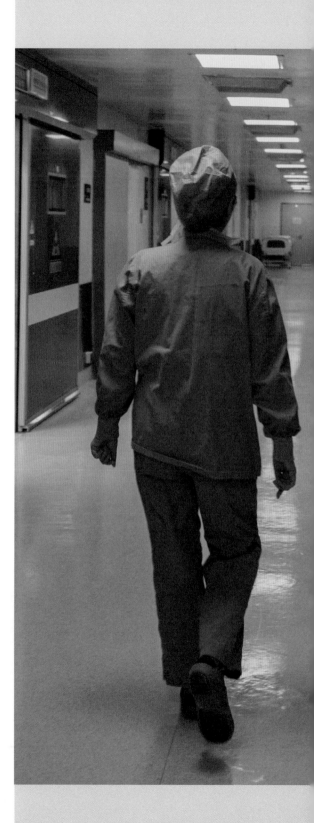

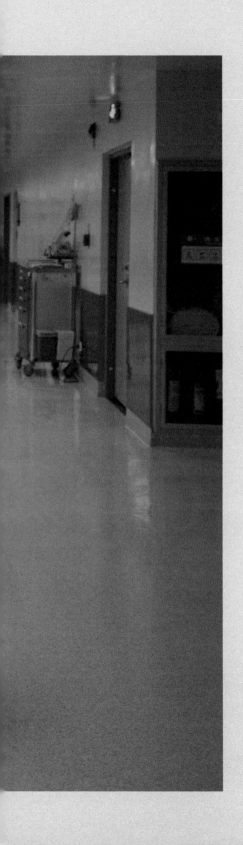

但願天下無人打鼻鼾

　　累計診療兩萬餘人，主刀近萬個手術，零投訴、零死亡率，30多年臨床經驗，一手建立醫院咽喉科的金漆招牌，10年來堅持組織籌辦全國睡眠醫學學術年會……長長的「功績」卻不是葉京英喜歡談的內容，採訪中最直接的感受就是：她只關心「治病」這件事。

　　睡眠呼吸暫停綜合症是一個對健康影響巨大的疾病，很多人深受其苦，但也有人不自知。葉京英的工作之一，就是治這種看起來不是病，病起來可能要命的病。

那些孩子長高了長壯了

　　「我們從事臨床的，如果不拿到證據，若只看文章，也會對許多危害將信將疑，比如說兒童打鼻鼾真的會影響智力嗎？兒童打鼻鼾真的會影響成長嗎？如果你不在臨床上遇到，還是無法對這些結果有足夠和直觀的認識。」

　　葉京英說，她見多了睡眠呼吸暫停綜合症引起的面部變形的孩子，面對兒童患者，她心疼得皺眉。接觸的病例愈多、時間愈長，她就愈能發現這些孩子

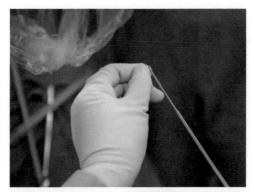

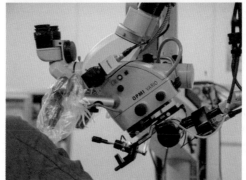

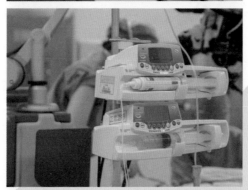

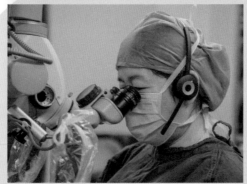

在行為約束和認知功能方面的問題。等家長意識到時，孩子在外貌上已經出現變形，而且還伴有「脾氣大、不聰明」等問題。

有一對 10 歲左右的雙胞胎，媽媽不願意給孩子拍照，因為哥哥的臉不如弟弟好看，還比弟弟矮了半個頭，媽媽不想讓孩子看到照片的殘酷。兩個孩子小時候都有打鼻鼾，但哥哥身體比較弱、經常感冒，那時媽媽怕哥哥受不住，就先讓弟弟做手術，結果造成了肉眼可見的巨大差距。訪問之後才知道，哥哥後來也接受了手術，恢復正常發育，身高明顯有了起色，性格也比原來改善很多。

孩子身心都需要正視

患有重症兒童睡眠呼吸暫停綜合症的孩子，若能及時接受手術，變化會非常明顯，手術後專門回來千恩萬謝的家長，説孩子吃得好了、長高了、長壯了，連學習都好了。但葉京英卻擔心有些家長過於激進，好像有一家長因為哥哥手術得到了很好的效果，就想讓妹妹也來做手術，但經過檢測後，證實妹妹症狀輕微，還沒有達到手術指標，葉京英就轉變角色反復跟家長解釋，想盡辦法「拖延」手術。

事實上，每一個孩子，每一個病患都值得獲得更為精準和標準化的治療。説到孩子的症狀，葉京英的眉頭擰成一團；説到孩子恢復後的狀態，她又笑得陽光燦爛，語速本就緩慢溫柔的她會讓人忘記這是一個下一秒就可能進手術室的醫生，更像是幼兒老師。

打鼻鼾可能正在謀殺你的心臟

葉京英説：「打鼻鼾是病，而且是很多疾病背後的病。」現在通過不同的宣傳，已經有不少人知道打鼻鼾是會致命的，但是怎麼致命的，很多人都有誤解。半夜上不下氣憋死的？很多

人都是抱這慣性思維，但這卻是機會率極低的可能，事實上猝死的絕大部分直接原因是惡性心律失常。

葉京英舉了個很形象的例子，原本指揮心臟的只有一個指揮棒，心肌跟着指揮棒規律跳動，心律失常就是突然出現了好幾個指揮棒都想指揮心肌，心肌不知如何是好了，就失常了。我們所說的植物神經系統（也叫自主神經系統）就是指揮棒。我們的呼吸和睡眠都在這一系統的統籌之下，呼吸不正常、睡眠不正常，反過來都會影響這套系統，長此下去，「指揮棒」就失靈了。

普及睡眠醫學的重要性

說起指揮棒，肝也不能不提，她舉了個例子，睡不好是不是會噁心？噁心的感覺從哪裏來？消化系統。肝作為人體中重要的器官，它主導了消化系統的功能，被生物節奏影響，它也會出現紊亂。睡眠不規律、睡不好、早上起來想嘔，就是消化系統在抗議了。

讓她感到欣慰的是大家越來越重視睡眠健康，越來越多的人能夠接受正確的診療觀念。有些人用了呼吸機，心肌肥大好了，心臟回到正常大小；有些人接受了鼻鼾症手術，連帶消化道不適也得到改善，生活質素提高了，省了醫藥費。但為甚麼還是有那麼多人不懂去計算？她認為向大眾普及睡眠醫學知識仍然任重而道遠。

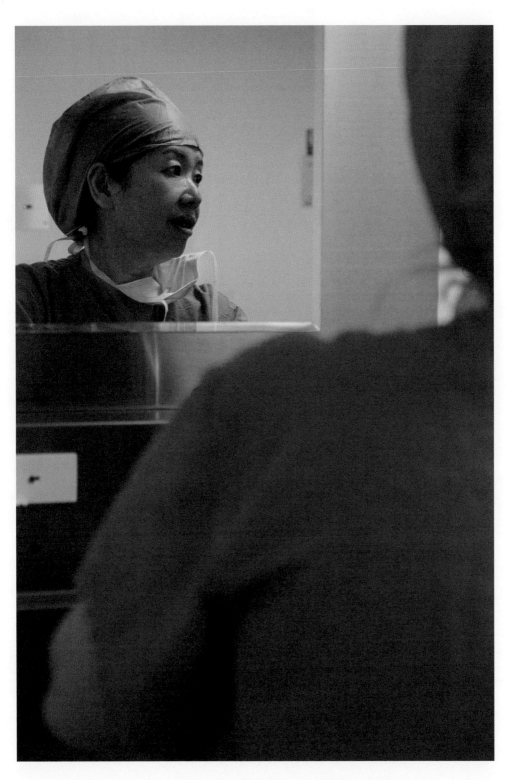

名人睡眠逸事
（野史篇）

撰文／編輯｜高龍　插畫｜NA

從小到大，我們一直被告知 8 小時睡眠的重要性。但事實上，生活中無數人的故事向我們證明，其實睡不夠 8 小時也不會怎樣，甚至還有可能更成功。

達文西
- **意大利文藝復興時期的代表人物之一**

除了是畫家，他還是雕刻家、建築師、音樂家、數學家、工程師、發明家、解剖學家、地理學家、醫學家、生物學家和天文學家。不少人堅信他的博學與他的作息方式密切相關，他將每天的睡眠分成多個階段，每段睡眠持續 20 分鐘到 2 小時不等，24 小時內累計約 5 小時的總睡眠時間。

梵高
- **最具影響力的後印象派畫家之一**

作為一名失眠患者，梵高對抗失眠的方法就是將床褥和枕頭浸滿樟腦。梵高對樟腦的需求不只是出於助眠，更有可能出於對松烯的渴望。而他的經歷也側面證明了這個理論 —— 苦樟腦，苦艾酒和顏料（含松節油），是他人生中最難戒掉的三種東西。

邱吉爾
- **英國政治家和作家**

這位英國前首相每天下午 5 點，他會先喝一杯混了蘇打水的蘇格蘭威士忌，小睡 2 小時，然後一路工作到凌晨 3 點後，再睡 5 個小時。據說為了配合自己的睡眠週期，丘吉爾曾多次一邊洗澡，一邊舉行軍事內閣會議。

瑪麗嘉兒
- **美國女歌手**

瑪麗嘉兒一天要睡足 15 小時，大概是正常人睡眠時間的 2 倍。為了保護自己的嗓音，她對濕度的要求達到了苛刻的程度，不論走到哪裏都要求室內濕度達到自己滿意的程度，晚上睡覺時更是需要將近 20 部加濕器同時工作。

米高菲比斯
- **美國退役游泳運動員**
- **單屆奧運會奪取金牌最多的選手**

被稱為「菲魚」的美國游泳巨星米高菲比斯，在備戰奧運會期間都會睡在低壓艙裏，低壓艙通過模擬 2400~2700 米高空的空氣環境，迫使他的身體產生更多的紅細胞，同時為全身肌肉輸送氧氣。

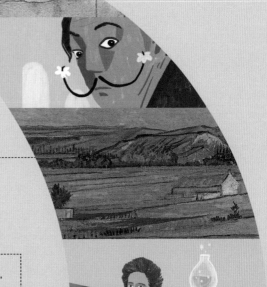

達利

- 西班牙超現實主義畫家

達利的睡眠方式和他的作品一樣與眾不同。他會先在地上放好一個金屬盤子，然後用手握住一把鑰匙，置於盤子上空。當他進入睡眠狀態，鑰匙會隨着身體的放鬆而掉落盤中，發出聲響將他喚醒。

居禮夫人

- 法國波蘭裔著名科學家、物理學家和化學家
- 放射性現象的研究先驅
- 世界上第一個兩獲諾貝爾獎的人

居禮夫人死於惡性白血病，而直接導致她早逝的，除了工作中長期接觸放射性物質之外，還有她的一個生活習慣——在床邊放一罐自己研究所用的放射物伴着自己入睡。現在聽起來真的匪夷所思。

湯告魯斯

- 美國知名演員

昔日的荷里活巨星喜歡在別墅下建造核彈庇護所和安全房間，現在的則喜歡把育嬰室改造成隔音的睡房。是的，這裏說的就是湯告魯斯。這位巨星因為重度打鼻鼾，在婚禮之後不久就被妻子要求分房睡，還不得不為此將一間位於主睡房隔壁的育嬰室改造成可以隔絕鼻鼾聲的專用睡房。

再見！睡不好　故事 · STORY

吃好睡好身體好

撰文｜郭小懶　　編輯｜舒卓　　設計／插畫｜NA

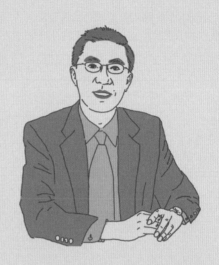

于康

北京協和醫院健康醫學系主任；臨床營養科主任、主任醫師、教授；國家衛生健康委營養標準委員會委員；中國營養學會常務理事兼腫瘤營養分會主委；中華醫學會腸外腸內營養學分會NUSOC協作組常務副組長；中國科協臨床營養學首席科學傳播專家；北京醫學會臨床營養分會主委，《中華臨床營養雜誌》和《中華健康管理學雜誌》副總編。

吃和睡這兩件健康大事，貫穿着我們的日日夜夜，看似沒有交集的兩個生命活動，實際上卻有着千絲萬縷的聯繫。

在臨床營養科的門診裏，不乏「由於飲食不當而導致睡眠問題」的案例，有的患者總在夜裏出現胃酸倒流，也有因減肥而影響睡眠後導致神經衰弱。更多沒有走進門診的人，可能還沒意識到自己的睡眠問題或許也和飲食有關。

晚餐與睡眠直接相關

三餐中對睡眠影響最大的是晚餐，「要想睡得好，晚上別吃飽」這話是有一定道理的。由於晚上活動較少，容易有更多食

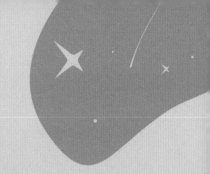

物留存在胃裏，到了入睡就難以排空，入睡後身體各處肌肉都相對放鬆，再加上平躺的姿勢，這些胃內殘留的食物就會裹着胃酸反流到食管裏，引起胃灼熱。

解決辦法很簡單，將晚餐減量，少吃難以消化的食物。朱古力、點心、糯米、年糕、油炸食品等盡量少食。另外，如果在排除了食物和食量的問題後，仍然頻繁出現「胃灼熱感」，還是建議及時就醫。

但也存在相反的情況，有些所謂的減肥指南主張晚餐不吃主糧，或不吃晚餐，由此導致餓到睡不着、半夜餓醒的人也不在少數。「餓得睡不着」這個現象不只是不舒適的主觀感受，實際上也有它的科學依據。其實，餓醒算幸運了，雖然損失了睡眠，但至少不會因為低血糖而在熟睡中出現更加危害健康的情況。

對睡眠有用的食物

除了晚餐的食量，食物本身會對睡眠產生影響嗎？是的。好像碳水化合物含量高的食物，會增加血清素（大腦中能夠促進睡眠的神經傳遞物質），對睡眠起到正面影響，但是糖分過高或高度精製的碳水化合食物，又容易造成血糖過高，從而干擾睡眠。

此外，研究發現缺乏葉酸和維仔命 B 或血液中鈣鎂含量偏低也不利於睡眠。鈣能幫助大腦充分利用色氨酸，同時其本身也有一定的鎮定作用。牛奶含鈣量高，易於吸收，還能提供色氨酸，綜合説來，助眠方面它的確配得上人們對它的推崇和

信任，但也最好不要在睡前一小時之內飲用。其實，助眠的食物，就算能起作用，效力也無法與安眠藥相提並論，嚴重的睡眠問題不可能只靠飲食來改善。

另外，宵夜對身體健康的影響顯而易見，但至少大多數人都知道有刺激性、油膩的食物不利於睡眠，但讓人擔心的是，很多人認為睡前喝點酒會促進睡眠。其實，睡前小酌也起不到所謂的助眠作用，因為酒精雖然看似在短時間內提升了睡意，但很快會「失效」，讓飲酒者的後半段睡眠處於「淺睡」狀態，影響睡眠質素。

細嚼慢嚥值得推薦

細嚼慢嚥也能改善睡眠質素。晝夜更替、清醒和入眠是一個整體的循環，在該醒時好好醒着，才能在該睡的時候好好睡着，所以很多人的睡眠問題從一大早就開始了。

曾經有一個實驗，將正常的顆粒飼料和打成粉末的飼料分別餵給兩組老鼠，結果發現食用顆粒飼料的老鼠晝夜行為差異很明顯，而使用粉末飼料的老鼠晝夜行為差異就非常不明顯，實驗結果被用來證明咀嚼這個動作可以幫助大腦產生清醒的指令，細嚼慢嚥就是在增加咀嚼動作，有利於讓三叉神經給大腦帶來刺激，讓我們醒着時更清醒，讓一天張弛有度，也就更有可能在晚上更好地進入睡眠狀態。

吃和睡是打造健康體魄的兩大基礎，相輔相成，總之就是「吃好睡好身體好」。說起來容易，很多人卻往往因為認知不足而缺乏足夠的動力。希望有更多人能夠抱持科學的健康觀念，貫徹到生活中，而不是被疾病所困來到醫院。

救救時差黨

撰文｜郭小懶　　編輯｜舒卓　　設計/插畫｜NA

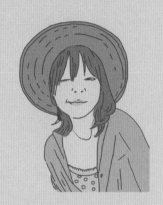

郭小懶
射手座，每年 2/3 時間都在旅途中度過，探險旅行愛好者，每年繞地球至少一圈，玩過 60 多個國家，積累了一身異地生存經驗。

　　時差對我來說，就是工作的副產品，也曾是沉重的負擔。但現在我已經接受現狀，和「它」相處得還不錯，「接受」往往比「對抗」更容易解決問題。

找到自我調節的方法

　　在我不到一千個好友的朋友圈裏，每天都會出現不同人發的「失眠」兩字，大家在不同的城市和不同時區裏都失眠。作為一個一年在外 200 天左右、飛行百餘次的「無腳鳥」，想要規律的理想睡眠是不可能的，但起碼比起那些常年困於失眠的人，算「睡得不錯」。

　　每次出差到歐洲，都是對睡眠的巨大考驗，尤其是出短差，6 到 15 個小時不等的時差，根本沒時間在當地調整又飛走。這種情況經常通宵睡不着，或者半夜兩三點就醒來，很難熬，尤其是剛到的前一兩天，白天就很容易疲勞，經常提不起勁。因為怕飛機晚點、怕航班取消，每次出差我都盡量訂早班機，就導致經常在出發前一晚也無法睡好。

我前年去美國出差，時差 12 小時，落地時是晚上，但整整一夜沒有睡着。第二天和客戶開會，全程無精打采。黑白顛倒的時差最讓人崩潰，到達還容易挺過去，但回程的難度就加倍了。每次美國出差回來後，都會經歷差不多 3 天的漫長失眠。我也曾因為睡眠負債而急躁、焦慮，甚至出現過脫髮、肥胖。

讓自己「感覺好些」很重要

改變是從我放棄追求「整覺」開始的，不跟自己計較一定要靠多長時間來完成睡眠任務，卸下壓力，抓緊一切時間補眠。在機場、飛機上能睡則睡，找到睡覺的空檔就立刻關閉電子產品，一兩個小時的睡眠，也足夠讓我接下來「感覺好些」。針對時差跨度大而且出差週期短的情況，隨時補眠是妙招，後來越來越適應這樣休息，也就卸下焦慮，出發前的失眠也有所改善。

在這種高壓工作初期我也曾吃過褪黑激素，也許是劑量和服用時間不能夠精確掌握，對我來說並不總是萬能的，而且現在我更希望靠自己的適應能力克服時差困擾，而不是借助外力。

後來，我發現按照「目的地」作息來提前準備，是個更好的辦法。「目的地」作息，不只是睡眠時間，還有吃飯時間也按照目的地時間來安排，身體會更容易以目的地的節奏運行。飛機餐我基本不吃，減少身體負擔。身體和心理負擔都小了，休息這件事也變得沒那麼困難。

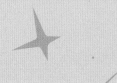

① 耳機

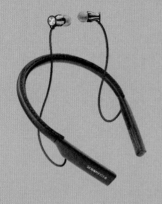

② 褪黑激素

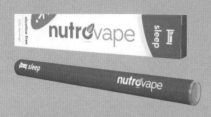

③ 枕頭

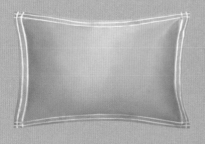

④ 睡眠噴霧

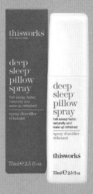

⑤ 眼罩

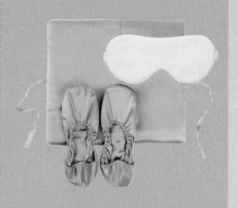

再見！睡不好　專欄・COLUMN

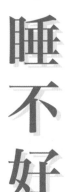

再見！睡不好

遠離失眠，從紓緩身心壓力開始。

編著
清單編輯部

責任編輯
嚴瓊音

裝幀設計
羅美齡

排版
辛紅梅、何秋雲

出版者
萬里機構出版有限公司
香港北角英皇道499號北角工業大廈20樓
電話：2564 7511
傳真：2565 5539
電郵：info@wanlibk.com
網址：http://www.wanlibk.com
　　　http://www.facebook.com/wanlibk

發行者
香港聯合書刊物流有限公司
香港荃灣德士古道220-248號
荃灣工業中心16樓
電話：2150 2100
傳真：2407 3062
電郵：info@suplogistics.com.hk

承印者
中華商務彩色印刷有限公司
香港新界大埔汀麗路36號

出版日期
二○二一年一月第一次印刷

規格
特16開（170mm × 230mm）

本書中文繁體版由北京目次文化傳播有限公司通過
中信出版集團股份有限公司授權萬里機構出版有限
公司在香港、澳門、台灣地區獨家出版發行。